脳から見える
トラウマ

記憶なき心の傷つき

Okano Kenichiro

岡野憲一郎

岩崎学術出版社

序　文

　トラウマには質量がある。過去の記憶が，繰り返し想起され，そのたびに
トラウマが現在の現実となり，私たちの身体はトラウマの中に再び現前する。
この世の中で見えるもの，聞こえるものを，意図的に消し去ることができな
いのと同様，現実となったトラウマを消し去ることはできない。ただ耳を塞
ぎ，目を閉じるだけである。そして自分は今，違う場所にいるのだと空想す
る。もう少し気の利いた者ならば，その場を立ち去るか，その場を避けよう
とする。しかしトラウマの現実は私たちの内部から生成されるので，どこに
移動しても，この場とは違う世界に自分がいるのだと想像しても，やはりそ
れは姿を変えて立ち現れるのである。厄介なのは夢である。夢の中では自分
を守るための対策をすることができない。トラウマの現実は何の遠慮もなく
表れてくる。かくして睡眠は苦行の場となってしまう。そしてトラウマのも
う一つ，厄介なことは，それが想起され，トラウマの現実に触れる度に，私
たちは再びダメージを受けるということである。それは決して過去の物語で
はない。質量を持って私たちにおそいかかってくる，今ここに現前する何も
のかである。

　「取り憑かれた」という言葉がふさわしいような，トラウマのこの性質は，
長く人々を困惑させてきた。PTSDという概念はとても新しいのだとしても，
伝説や神話，説話の中に，トラウマの片鱗は繰り返し表れている。説話の中
ではトラウマによる現前は，たとえば霊的存在になぞらえられているが，興
味深いことに，それらには必ず場所がある。冥界であったり，特定の土地，
家屋であったり。しかしトラウマの場所はどこにあるのだろうか。患者は，
それが身近な現実のどこかであると思う。フラッシュバックで見えてくる加
害者は，たとえ実際には互いに見知らぬ遠くにいるのだとしても，加害者を
思い出させるものは患者の近くの通りや商店，あるいは部屋の中に存在して
いる。それは常に身近などこかであって，離れた友人のもと，家族の傍らで
はない。古典的な精神医学には，存在感の妄想，あるいは実体についての意

識，という表現があった。何物かの存在感そのものが強く確信されるのである。トラウマの現実は，これに近い。

PTSDに対する，トラウマを取り扱う心理療法の目的は，こうしたトラウマの現実はPTSDの症状であって，客観的な被害の反復ではないと言うことを納得してもらうことである。トラウマの恐怖に対する認知構造が特殊な形で分断されてしまい，思い出すことがかえって恐怖を強め，トラウマ記憶に触れる事への回避をもたらし，そのために，それが記憶であることが実感できない。こうした心理的説明は臨床的には有益であるものの，心理を以て心理を説明する，あるいは仮定された心理的メカニズムによって心理を説明するというものである。しかしトラウマの場所は，心理的に仮想され得るようなものなのだろうか。トラウマ記憶とは，単なる心理的なイメージではない。心に刻まれた傷，という表現も不十分である。むしろそれは私たちに重くのし掛かり，自由な思考や感性や行動を不可能にする，異質な存在者である。いわゆる多重人格の患者がこの存在者を自分とは別の人格であると見なすことは無理もない。しかしこの存在者は，どこに在るのだろうか。

その問題に正面から取り組んだのが本書である。ここにはトラウマの居場所について，その生成，質量，保存，反復，消去に関するメカニズムについて，現代の生物学が知り得る広汎な知見が紹介されている。プラトンのイデア論のように，私たちが知覚出来るトラウマの背後には，直接に知ることはできないが，より根本的なトラウマ的存在がある，と考えることは興味深い。そして現代の脳神経科学は恐ろしい勢いでこの謎を解き明かしつつある。特に2000年にカンデルが記憶研究によってノーベル賞を受賞して以来，トラウマ記憶の分子研究は急速に進んできた。1929年にウィーンで生まれたカンデルは，ナチスのホロコーストのサバイバーであり，トラウマ記憶を人生の通奏低音としつつ，精神分析を経て記憶の神経科学に取り組んで来た人物である。彼の生物学への情熱は，自身のトラウマ体験にあり，またフロイトの精神分析の抑圧概念を生物学的に補完できることを目指していた。

本書の著者である畏敬すべき岡野氏は，解離，トラウマという臨床の最前線にたっているが，本書を読むと，生物学的研究についての第一級の理解者，批評者であることが分かる。専門分野こそ違うものの，臨床と生物学の接点

についての問題意識は，カンデルを彷彿とさせる。本書は，生物学者のレビューのように，研究の知見だけをまとめたものではない。臨床的な問題意識を基礎として，生物学的な研究知見を相手に著者が繰り広げた対話をまとめたものである。生物学的研究の紹介に挟まれて，フロイトなどの精神分析家が引用されているのも，その故であろう。

　現在の生物学的研究は専門的に細分化されており，研究の全体がどこに向かっているのかを見定めることは容易ではない。PTSD概念についても，米国精神医学会が作成した診断基準であるDSM-5ではPTSDの症状の組み合わせは1万通りを越える。世界保健機構（WHO）が作成したICD-11の基準では複雑性PTSDという新しい概念も登場した。これに加えて，悲嘆やアタッチメントの問題もある。トラウマを巡る臨床概念も容易には収束しそうにない。本書は，確立された臨床的概念について対応する生物学的研究を羅列しているのではなく，臨床と生物学の双方において生成過程にあるトラウマ概念をめぐって，ふたつの分野の双方向的な対話を試みている。その対話を通じて，私たちが抱いているトラウマ概念は何度も再考を迫られることになり，各章を読み進めるにつれて，トラウマについての新しい視点が開けてくる。かつてこのような体験をもたらすのは哲学者の仕事であった。しかし現代のトラウマ論に関わっている私たちにとっては，生物学との対話が同じ役割を果たすのかもしれない。著者はすでに解離，トラウマについての里程標となる臨床的な書物を上梓しているが，それに加えて，ともすれば羅列的になりがちな生物学的知見に臨床の光を当てることによって，トラウマにおける現代の哲学を切り開いているのではないかと感じられる。

　国立精神・神経医療研究センター　精神保健研究所
　名誉所長　金吉晴

はじめに

　思えばトラウマのことばかり考えながら臨床を続けて来た。本書はその私がさまざまなテーマに関して，トラウマという視点から掘り下げて考察した論文集である。

　本書の各章は私が過去3年あまりの間に発表した論文をもとに，大幅に加筆修正したものであるが，扱ったテーマはそれぞれ異なるものだった。しかしどれも予定調和のようにトラウマ的な視点からの論述となっており，「脳から見えるトラウマ」という題名で単著にまとめられることを私自身があらかじめ予定していたかのようである。そしてそれは現在の私が持つトラウマ論的な臨床観をそのまま反映しているように思える。

　最近私は患者が示す症状の理解やその理論的な背景を出来るだけ分かりやすく本人に伝え，還元できるように心がけているが，そこで必要となってくるのは，現代的な知見に基づくトラウマの包括的な理解であると考えている。そしてそのためには時には精神分析的な理論に遡り，時には現代的な脳科学や発達理論を援用する必要があるのだ。そしてそれが本書に反映されていると思う。

　トラウマとは英語のtraumaをそのままカタカナで表現したものだが，英語圏でも"trauma"を「心にとっての外傷」として用いるという傾向がある。いわゆるPTSD，すなわちposttraumatic stress disorderは日本語では「心的外傷後ストレス障害」である。つまり「trama＝心的外傷」と訳しているわけであるが，それならいっそう和訳でも「トラウマ」を用いれば，いちいち「心的外傷」あるいは「心の外傷」と断る必要もなくなるだろうと考える。そこで本書での「トラウマ」は，特別に断らない限り，精神的な意味での傷つき，外傷，という意味で用いることをまず最初にお断りしたい。

　先ほども述べた通り，本書の各章はそれぞれ別々の機会に別の目的で書かれた文章をもとにしているが，それらを書くたびに，私は確実に多くの発見や気付きを得た。書きながら考える，というスタイルをとる私は，どの章に

おいても，自分なりの独創的な視点を得たワクワク感を書き記しているつもりである。そのワクワク感の一端でも読者に届くことを願いたい。

　なお本書ではS. Freud，D. Winnicott，B. van der Kolk，A. Schore，J. Hermanなどの人物が複数の章に顔を出すが，それは彼らがこの2,3年の間に常に私の頭を占め，異なるテーマを扱う場合にも彼らの理論が参照枠として繰り返し用いられたためである。ただし内容は重複しないように十分な編集作業を加えたことをここに記しておきたい。

　また本書では疾患名に関して解離性障害，パーソナリティ障害など，英語の～disorderに対応する日本語として「～障害」という表現を用いているが，私自身がDSM-5-TR（2022年）に示されているような「～症」という表記にまだ馴染んでいないためという以上に理由はないことは，ここに記しておきたい。

目　次

序　文 ——————————————————————————————————— iii

はじめに ————————————————————————————————— vii

第Ⅰ部　トラウマと脳

第1章　脳とトラウマ ——————————————————————— 2

トラウマの主座は脳である　2

トラウマの脳科学の先駆けとしての「シェルショック」　2

脳の炎症という視点　4

トラウマで脳が変わるという理解の始まり── PTSD の脳モデル　6

PTSD の脳モデルと脳の変化　8

トラウマとは記憶の病理なのか？　9

第2章　愛着とトラウマ ——————————————————————— 14

はじめに　14

愛着トラウマ理論の先駆者としての Winnicott　15

愛着形成が損なわれた時に生じること　18

Allan Schore の愛着トラウマ論　19

愛着トラウマと自閉スペクトラム症　21

最後に：治療論に向けて　23

第Ⅱ部　トラウマと脳 - 心

第3章　愛着トラウマ理論の先導者としての Winnicott ———— 26

はじめに　26

晩年における Winnicott のトラウマ理論　27

本章のまとめ　30

第4章　トラウマと記憶 ——————————————————————— 31

問題のありか　31

失われた記憶は蘇るのか？　32

記憶の脳科学と再固定化の問題　36

過誤記憶の植え付けは可能か?　39

過誤記憶を助長するいくつかのファクター　40

解離とトラウマ記憶の問題　46

最後に　48

第5章　トラウマと健忘 ——————————————————————— 50

解離性健忘の特徴　50

解離性遁走があるかないか，という違い　52

解離性健忘の種類　53

どのような経過をたどるか　54

解離性健忘の治療　55

第6章　トラウマと感情 ——————————————————————— 58

はじめに　58

臨床家 Freud のトラウマの発見——除反応から転移へ　59

除反応の現代的な問題　60

陽性感情のタブー視と禁欲原則　62

陽性感情の重視と新しいトラウマ理論　64

まとめ　65

第7章　トラウマと苦痛 ——————————————————————— 66

はじめに　66

報酬系の暴走による病理　68

苦痛刺激と潜在記憶の病理　73

まとめ　76

第8章　トラウマと羞恥 ——————————————————————— 77

地獄は他者か　77

他者は本来的に地獄でありトラウマ的である　80

警戒モードをオフにできるために必要な愛着関係　81

対面状況における「無限反射」という構造　82

対人過敏性とパラノイア，被害念慮　83

まとめ　86

第9章　トラウマとパーソナリティ障害 ———————————————— 88

従来のパーソナリティ障害論の流れ　88

トラウマとパーソナリティ障害としての CPTSD　90

Herman と CPTSD の概念　91

CPTSD と BPD の関連性——その再考　94

第10章　トラウマと共感 ———————————————————————— 97

はじめに　97

認知的共感と心の理論　98

認知的共感をつかさどる脳の部位　100

情動的共感　101

サイコパス，自閉症との関連　102

共感と右脳　103

心理療法家に望まれる脳　104

いわゆるマインドフルネス瞑想との関連で　106

共感のトラウマ性　107

まとめ　108

第11章　トラウマと男性性 ———————————————————————— 110

臨床上の課題　110

男性の性愛性の持つ加害性について——なぜ男性が語らないのか？　112

男性の性愛性の加害性と悲劇性　114

男性は不感症という議論　115

男性の性愛性と嗜癖モデル　116

まとめ　117

第12章　トラウマと解離——**無視されることの外傷性** ———————— 118

はじめに　118

解離はなぜ誤解され，無視されるのか　120

ある「臨床的な現実」　121

解離をめぐる誤解と否認の三段階　122

DID をめぐる無知による認知バイアス　125

DID を通して人格の在り方について考える　131

最後に　133

第Ⅲ部　トラウマと脳 - 身体

第13章　トラウマと身体 ———————————————————————— 136

トラウマは身体に刻印される　136

フラッシュバックに伴う身体症状と PTSD の脳モデル　137

転換症状としての身体症状　139

自律神経系を介する症状　139

第14章　トラウマと自律神経——ポリヴェーガル理論をもとに ———— 141

　　Porges のポリヴェーガル理論　142

　　腹側迷走神経系が「発見」された経緯　144

　　情動とポリヴェーガル理論　144

　　Damasio の「ソマティックマーカー仮説」　145

　　最後に　147

第15章　トラウマと心身相関の問題 ———————————————— 148

　　「MUS」はヒステリーの現代版か？　148

　　依然として存在する MUS への偏見　149

　　MUS に分類されるべきもの　150

　　転換性障害　152

　　筋痛性脳脊髄炎／慢性疲労症候群（ME/CFS, Myalgic encephalomyelitis/
　　chronic fatigue syndrome）　158

　　線維筋痛症（FM, fibromyalgia）　159

　　心因性非てんかん性痙攣（PNES, psychogenic non-epileptic seizure）　160

　　イップス（局所性ジストニア）　161

　　MUS の概念はどのように再構成されていくか？　163

　　最後に—— MUS の近未来像　165

第Ⅳ部　コロナというトラウマを乗り越えて

第16章　コロナと心の臨床 ———————————————————— 168

第17章　PTG（トラウマ後成長）としてのオンライン ————————— 171

　　オンラインは治療手段たりうるのか？　171

　　オンラインセッションに関する個人的な体験　172

　　オンラインセッションのメリットとデメリット　174

　　「テレプレゼンス」の問題と OS の新たな可能性　177

あとがき ———————————————————————————— 181

参考文献 ———————————————————————————— 183

人名索引 ———————————————————————————— 194

事項索引 ———————————————————————————— 195

第Ⅰ部
トラウマと脳

第1章　脳とトラウマ

トラウマの主座は脳である

　本書の冒頭の章として脳とトラウマについて論じることにはそれなりの意味がある。ひとことで言うならば，トラウマ（＝心的外傷）の首座は脳であ・るという点を強調したかったからだ。

　とはいえもちろんトラウマに対する症状は他の身体レベルにも生じ，それは第Ⅲ部の第13〜15章における主たるテーマともなる。しかしそれを引き起こすような知覚，感覚刺激や記憶は脳に起因するという意味では，やはりトラウマの首座は脳なのである。

　トラウマをめぐる議論は現代の精神医学において非常に大きな位置を占めているが，そこには近年の脳科学の進歩やそれによる新しい知見が大きく貢献している。そしてその意味でトラウマという現象を，広く脳科学的に捉えることは非常に重要なのである。

　トラウマの精神医学は米国を中心に1970年代以降に急速に進んだが，それは最近の脳科学の知見にどのような影響を受けたのだろうか？　その概説が本章の最初のテーマだ。

トラウマの脳科学の先駆けとしての「シェルショック」

　トラウマが脳の変化を引き起こすという発想自体は，実は決して新しいわけではない。それはかなり以前から存在していたのである。その代表が，第一次世界大戦における「シェルショック shell shock」という概念であった。英国の精神医学者Charles Samuel Myers（1915）によって1915年に用いられたこの病名は，戦場の兵士たちの脳の変化に着目したものであった。

戦闘における前線は，敵と味方からの弾丸が飛び交う修羅場と言っていい。その前線で砲弾や爆撃を間近に体験し，いつ命を奪われるかもしれない思いをした兵士たちが，全身の震えやパニック，逃避行動や不眠，歩行障害などのさまざまな心身の症状を示すことがこの時期に注目を浴びた。前線から離脱して後方に送り返されてくる兵士たちは，全身をガタガタと震わせたり，歩行困難になったり，何かにおびえて周囲を異常に警戒したり，不眠や会話不能になるなどのさまざまな症状を見せた。

彼らが示す症状は，脳や中枢神経系に対する直接の損傷を疑わせた。しかし彼らの多くにそのような外傷は見られなかった。これに関してMyersは，兵士たちが最前線で砲弾が炸裂した際に空中を「衝撃波」が伝わり，それが脳にショックを与えたせいだと考えた。（シェルshellとは砲弾の意味である。それによるショックという意味でこの「シェルショック」という名称が与えられたのである。）

さらには当時は爆発による一酸化炭素中毒が原因とも考えられたという。とにかく脳に何らかの外的な侵襲が生じたと考える医学者たちが，この概念を支持したのである。

この「シェルショック」という概念は現代のPTSD（心的外傷後ストレス障害）の前身となるものであり，確かにその症状は現代のPTSDと重なるところが多かった。しかしこの「シェルショック」の概念は棄却される運命にあった。なぜなら症状を示す兵士の多くは，近くでの砲弾の炸裂そのものを経験していなかったことが明らかになったからである。

またそもそも砲弾の炸裂が近くで起きたかどうか，という情報が定かではないというケースも多かった。そして砲弾の爆発が見られる場合と見られない場合で，前者にのみ障害年金を受ける権利を認めた例もあるという（Shephard, 2000）。つまり本物の「シェルショック」か偽物か，という議論がすでに生じていたのである。

この「シェルショック」という概念は，原因を脳の病変に求めるという意味では，いちおう「脳科学的」と呼べるかもしれない。しかしそれ以前から，精神の病は必ず脳のどこかに病変があるという説も存在していたのだ。「精神病とは脳病である」と唱えたドイツのWilhelm Griesingerの説（1845）が

その代表であった。つまり1800年代にはすでに，精神医学者たちはトラウマと脳の関係に着目していたことになる。

ただし私たちが現在知るような高度のテクノロジーに支えられた脳科学は，その時代には兆しさえなかった。せいぜい患者の死後の剖検で，脳の一部に萎縮や硬化などの肉眼でわかるような病変を見出す程度であった。つまり現代的な脳科学とは全くレベルが異なっていたのである。

このようにいったんは忘れ去られたかに見えた「シェルショック」の概念とその背景にある「衝撃波」説は，最近（2015年）になりその信憑性を再発見する研究がなされている（Johns Hopkins Medicine, 2015）。イラク戦争やアフガン戦争では民間人がありあわせの爆発物と起爆装置を組み合わせて作った，いわゆるIED（Improvised Explosive Device，即席爆発装置）がよく用いられた。そしてその犠牲となった多くの兵士たちが「シェルショック」のような症状を呈したのである。

ところがそれにより亡くなった兵士たちの脳の神経線維を顕微鏡で調べると，微細な蜂の巣状のパターンがみられ，それが彼らの神経学的な症状を引き起こしていた可能性があるという研究が報告された。

つまり彼らの脳は交通事故や薬物依存などにより直接に与えられた脳のダメージとは異なる，空中を伝わる衝撃波という間接的な影響により，微細で肉眼ではわからないような病変を呈していたわけだ。そしてそれは最新の科学技術によりようやく明らかになったわけである。結局今でいうPTSDのような症状を示す人の一部はこの衝撃波による症状を併せ持っていたということであろう。

このように一度葬り去られた理論が生き返るのが科学の醍醐味である。「シェルショック」は一転して時代を大きく先取りした仮説であると見なされるようになったと言えるかもしれない。

脳の炎症という視点

上記の「シェルショック」は，トラウマが脳のレベルで生じるという発想がかなり以前から存在したことを示す例として紹介した。しかし当時の発案

者のMyers先生に，砲弾の衝撃波が，脳のどの部分を侵襲したのかを尋ねたとしても，その症状から想像されるいくつかの部位を仮説的に挙げる以上のことはできなかったであろう。そしてその症状自体がケースによりひどくバラバラだったことを思うと，少なくともその病変部位に関してはかなり大雑把な推論にもとづいた概念であったことが伺える。つまりは「シェルショック」はその意味では巨視的，マクロスコピックな発想ないしは理論ということになろう。

　しかし現代的な科学技術に裏付けされたトラウマ理論は，その部位をかなり詳細に特定する方向にある。現在のMRIの解像度はミリ単位であることを考えると，脳のかなり局所的な部位の変化を画像から特定しようと試みているのだ。これはある意味では微視的な位置づけということになる。

　そしてその意味では「シェルショック」の最近の研究も，脳の神経線維レベルでの変化を見出したという点では微視的なレベルでの話ということにもなる。すなわち現代の脳科学は精神疾患における病変の部位を微視的なレベルに焦点付けるだけでなく，巨視的なレベルの視点も併せ持っていると言えるだろう。つまりは脳をグローバルな見地から取り扱う姿勢は依然として重要なのだ。

　この巨視的な脳の変化ということで私が個人的に興味深いと感じているのは，いわゆる脳の炎症モデルだ。たとえば最近ではうつ病の基盤にある種の炎症反応が関与しているのではないかという説が唱えられている（O' Donovan, A., Rush, G. et al., 2013）。

　これまでうつ病は神経伝達物質（セロトニン，ノルアドレナリン，など）の異常と考えられてきた。いわゆるモノアミン仮説と言われるもので，シナプスにおいてその量を調節する目的で抗うつ剤が開発された。その背景には脳を一種の精密機械のようにとらえ，そこで起きている不具合を調整するというイメージがあった。

　しかしそれらの投薬が有効であるとしても，それによるうつの改善には時間がかかる。そもそも深刻なうつ病には前兆があり，徐々に食欲や睡眠が損なわれていき，気持ちがふさぐ，涙もろくなるなどのうつ症状が生じるようになる。そしてそれがよくなっていくのにも時間がかかる。

6　第I部　トラウマと脳

　そのような病気の進行の仕方が，一般的な炎症，たとえば喉のかすかな痛みにより始まり患部の腫れや発熱に至る扁桃腺炎や関節リューマチなどと似ているのである。それは精密機械の一部に局所的に生じた不具合というよりは，生体としての脳に起きた巨視的なレベルでの炎症反応としてとらえることで，その病態をよりよく理解できるのである。

　脳における炎症という捉え方は，ストレスやトラウマが脳に及ぼす影響についても当てはまる。従来はストレスやトラウマと中枢神経の関連については，いわゆる視床下部－下垂体－副腎（いわゆるHPA軸）の機能の障害の関与として説明されてきた。しかし最近ではストレスにより脳内のミクログリアが関与し，それにより血液中の炎症性サイトカインが上昇することが報告されている。

　ところでミクログリアは神経細胞を支える神経膠細胞（グリア）の一つとして分類されているが，れっきとした免疫細胞であり，脳の細胞の10％ほどを占めるという。そして小児期のトラウマそのものが，炎症の惹起性に影響を与え，それがうつ病その他の精神障害の引き金となっている可能性があるのだ。

トラウマで脳が変わるという理解の始まり——PTSDの脳モデル

　話が前後したが，再び1970年代に遡ろう。トラウマに関する脳科学的な理解が飛躍的に進んだのはこの時期に米国でPTSD（心的外傷後ストレス障害）の概念が確立したことによると言っていい。実はこのPTSDが1980年のDSM-IIIに掲載されることにも多くの賛否両論があったとされるが（金，2012）すべてはここが出発点だったのである。

　PTSDの登場により精神医学が活気づいていた1980年代は，私がアメリカで精神科医として働きだした時期と重なっていたため，その当時の熱気を肌で実感することができた。

　米国のPTSD研究でリーダーシップを取っていたのは，私が米国で主としてトレーニングの目的にしていた精神分析の先生ではなかった。臨床の現場に立ちながら，PTSDの病態を脳生理学的に説明する精神科医たちだったの

である。その代表がBessel van der Kolkとその盟友であるJudith Hermanであった。特にvan der Kolkはそのオランダ語なまりの英語で精力的に米国各地を講演して回り，たくさん論文を書き，そのカリスマ性とともに大きな影響力を持っていた。

　私が精神科のレジデントをしていたのはアメリカのカンザス州の田舎町にあるメニンガー・クリニックであったが，そこにも彼は客員教授として訪れた。そしてPTSDにおいてどのようにフラッシュバックが起きるのか，トラウマに関する記憶とはどのようにしてつくられるかを，脳の海馬や扁桃核といった部位を示しつつ細かく説明した。

　これを聞いていた私は最初は大いに戸惑った。その頃の私は日本で精神科医になってからは10年足らず経っていたが，脳の中の具体的な部位について考えることはほとんどなかった。私は実は脳の話については苦手意識があり，敬遠気味だったのである。その私が明確に，人間の脳の内部のさまざまな部位の働きに注意を払うようになったのはこの1990年代の初めである。

　この当時van der Kolkが発表した論文（van der Kolk, et al., 1995, van der Kolk, 1996）に掲載されているいくつかの箱が組み合わさったような図に私は特に惹かれた。そこには脳の幾つかの主要な部位である前頭前野，視床，海馬，扁桃核等の部位の間が矢印で結ばれ，トラウマに関する記憶が作られ

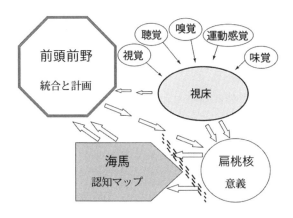

図1-1　極度のストレス下での海馬機能の障害

る様子が示されていたのである（図1-1はそれを日本語に訳したものである）。

　ここで示されたモデルについては，第Ⅲ部の第13章「トラウマと身体」で詳しく述べるが，ここではその骨子を紹介する。まずトラウマ処理は視床から始まる。視床は知覚感覚情報を集約し，意味づけを行なう部位である。そしてそれはすぐに扁桃核に送られ，情緒的な意味（危険だ，恐ろしい，あるいは安全だなど）が与えられて海馬に送られる。

　その情動的な意味が大きければ，より強く心に刻印されるが，それが強すぎた場合はむしろ扁桃核から海馬への抑制がかかる。それが海馬と扁桃核の間に入っている斜線の意味だ。

　他方では知覚情報の認知的な意味づけが前頭前皮質で行なわれ，それが扁桃核の興奮を抑制する形に働く。このようにいくつかの部位が機能的に働くことによりフラッシュバックの抑制が行われるのである。

　この一連の働きをここでは「PTSDの脳モデル」と呼んでおこう。このモデルは主としてトラウマに関する記憶（以下本書では「トラウマ記憶」と呼ぶ）の病理を説明していることになる。なぜならこのモデルはトラウマ記憶がフラッシュバックとして突然蘇る一方では，意識的に想起しようとしてもできないというパラドキシカルな性質を持つことを見事に説明しているからである。

PTSDの脳モデルと脳の変化

　上記の「PTSDの脳モデル」は脳の特定の部位，すなわち海馬や扁桃核，前頭前野などを含んでいるが，それに呼応するように，これらの部位の巨視的な変化についての研究が報告されていることは興味深い。これらは最近のCTやMRIの解像度の上昇とも深く関係しているのである。

　主として記憶をつかさどる部位である海馬については，その容積の減少がうつ病や統合失調症やアルコール中毒にも多くみられることが知られている。そして海馬の容積はとりわけPTSDやストレスによるコルチゾールの影響との関連が示唆されている（Bonne, O., Brandes, D. et al., 2001）。

　ただし最近の双子研究では，トラウマやPTSDを経験した双子の，トラウ

マを経験しなかった片割れにおいても海馬の容積が小さいことが見出され（Kremen, W.S., Koenen, K.C., et al., 2012），海馬の容積の小ささはトラウマの結果であると共に遺伝的な体質によるものでもあるという可能性が示されている（Kremen, W.S., Koenen, K.C. et al., 2012）。すなわちトラウマが海馬の萎縮を生むという因果関係はまだ推論の域を出ていないとも言える。

　海馬に加えて最近ではトラウマに関連した扁桃核の容積の減少も報告されている（Rajendra, A., Morey, R., Gold, A.L., et al., 2012）。扁桃核の容積と幼少時のトラウマとの関係はこれまで種々に指摘されてきた。最近でも人生で経験する短期間のストレスがその容積の減少と関係しているという研究が報告されている（Sublette, M.E., Galfalvy, H.C., et al., 2016）。

　さらにトラウマとの関連で注目されているのは，虐待を受けた子どもにおいて前頭前野や側頭葉の容積が低下しているという所見である（Gold, A.L., Sheridan, M.A., et al., 2016）。最近のメタアナリシスでは，虐待と腹側前頭前野，上側頭回，扁桃核，等の体積の減少が指摘されている。さらには虐待を受けた子どもで，一次視覚野の容積の減少が見られるという報告もあり，それがワーキングメモリーの低下と関連しているとする研究もある（Tomoda, A., Navalta, C.P. et al., 2009）。

トラウマとは記憶の病理なのか？

　さて以上に示した「PTSDの脳モデル」はトラウマに関する記憶（トラウマ記憶）の病理を見事に説明していると述べたが，それに密接に関連した症状がいわゆるフラッシュバックという現象である。フラッシュバックではトラウマ記憶があるきっかけで一瞬にしてよみがえり，それが現実に起きた時の恐怖や不安が動機や発汗や手足の小刻みな震えなどと共に心身を襲う。するとそれまで行なっていた動作や作業ができなくなりその場に頭を押さえて座り込んだりする。

　通常の記憶は時系列的に順序良く折りたたまれておさまっているが，トラウマ記憶の場合はそうではない。それらは通常の記憶の層にではなく，脳のどこか別の部分に潜んで（解離されて）いて，普段は思い出そうとしても思

い出せないかわりに，何かのトリガーにより，あるいはなんの前触れもなく突然蘇ってくるのだ。

こうなると日常生活を平穏に送ることができなくなる。それがいつ襲ってくるかが気になり，それに用心することに全エネルギーを注ぐことになる。トラウマを呼び起こすようなドラマや映画を見れなくなり，突然の刺激を回避するために人ごみにも出られなくなるのだ。

このようなトラウマ記憶の性質を考えた場合，私たちは次のような問いを持ちたくなるだろう。

「トラウマとは要するに，記憶の病理なのだろうか？」

「トラウマとは結局，トラウマ記憶が作り上げられることと同義なのだろうか？」

これは無理もない発想である。事実トラウマにより引き起こされる精神的な障害としてPTSDのみが考えられていたころは，トラウマとトラウマ記憶の存在はほぼ同義とされていたのだ。

しかし2000年以降，トラウマ記憶の形成以外に，新たに二つの出来事がトラウマの概念に組み込まれることになった。それらを私はここでは「トラウマ記憶なきトラウマ」と呼ぶが，その代表が以下に述べる解離及び愛着の障害である。どちらもそれぞれ別の仕方で脳に不可逆的な影響を与えることになるのだ。

解離と脳

解離は複雑で分かりにくい心理現象である。本書でも後の章で何度か登場する現象であるが，それは脳の神経ネットワークの大掛かりなシフトチェンジを伴っている。解離は明白なトラウマにより引き起こされる場合もあれば，それ以外の環境からのトリガーで生じることもある。

ただしそれがトラウマにより生じた場合は，典型的なPTSDのように恐怖や驚愕といった激しい反応を伴うわけではない。逆にボーっとなったり意識を失いかけたりする。場合によってはその時のことを覚えていなかったりする。だからその人がトラウマを体験したということ自体が自分にも周囲にも気付かれなかったりする。

トラウマを体験した人の反応は典型的なPTSD症状と，それとはむしろ反対の反応（つまり解離反応）の二つに分かれるという認識を精神科医たちが持ち始めたのは，比較的最近の話だ。それまでトラウマに関する精神医学の世界は，少し大げさに言えばPTSD派と解離派に分かれていた。PTSDについての臨床研究を主として行う国際トラウマティックストレス学会と解離性障害について扱う国際トラウマ・解離学会とはいわばライバル関係にあったのだ。ところが最近ではPTSDの診断基準に「解離タイプ」が加わった（DSM-5）。いわばPTSD派から大きく歩み寄ったような診断が提案される形になったのである。

PTSDの解離タイプという考え方につながる研究は，2000年前後には見られた。トラウマ刺激により典型的なPTSDの患者ではフラッシュバックが生じ，脈拍は上昇するが，一部の患者では脈拍数は変化がみられないか，あるいはむしろ逆に低下するという所見が指摘されるようになったのである。この後者がPTSDの解離タイプに相当するのである。

以下，詳しい経緯は省くが，トラウマを体験した人たちの脳は二つの，ある意味では正反対の反応を示す可能性があること，そして解離反応についてはトラウマの際にはむしろ明確な恐怖反応を示さず，また典型的な形でのトラウマ記憶の成立という形を取る代わりに，その時の記憶を持った別人格が形成されるといった反応を示すことが明らかになったのである。

愛着障害と脳

私が「トラウマ記憶なきトラウマ」としてもう一つ挙げたいのが，愛着の不全ないし失敗によるトラウマ，いわゆる「愛着トラウマ」（Schore, 2019a, b）である。トラウマに関する議論と愛着の問題との関連は，最近になってクローズアップされるようになってきている。強烈で苦痛や恐怖を伴ったトラウマ体験が特殊な記憶，すなわちトラウマ記憶という形で脳に刻印されることはすでに示した通りだ。しかし人が通常の記憶を形成することができるためには，少なくとも大脳辺縁系の海馬の成熟を待つ必要があり，それはだいたい最初の記憶が生まれる3〜4歳以降である。

しかしそれ以前に被った被害もその後の心の成長過程を大きく左右するこ

とは，古くは1940年代以降の発達論者であるJohn BowlbyやRené Spitz等により明らかにされてきた。トラウマを「心がこうむる外傷」とするならば，それは記憶が形成される以前の時期にも生じうるのだ。こうして2013年に発刊されたDSM-5では「反応性愛着障害」，「脱抑制型対人交流障害」の2つが，トラウマ関連障害に含まれるようになったのである。

　最近になりこの愛着とトラウマを脳のレベルでとらえた人物としてはまずはAllan Schoreをあげることができるだろう。Schoreは米国のUCLAの精神科で活躍する心理学博士である。彼は精神分析，愛着理論，脳科学を統合する学術研究を発表しており，特に上に述べた「愛着トラウマ」の概念が知られている。

　欧米には関連領域について縦横無尽に研究をし，立て続けに論文を発表する怪物のような人がいるが，Schoreもそのような人である。だから彼の理論を学ぶことは，精神医学，精神分析，脳科学，愛着理論のすべてを総合的に考える機会を与えられることになるのだ。

　Schoreの業績については次章でさらに詳しく触れるが，ここでそのエッセンスを述べれば，彼が強調したのは，愛着関係が成立する生後の一年間は，乳児はまだ右脳しか機能を開始していないということである。そしてその乳児の右脳は，母親との右脳と，相互の交流を行うことで「耕され」るのである。

　このように右脳の機能が促進されることで乳児は母親との一体感を体験して安全で満ち足りた状態となり，それはさらなる右脳の機能の成熟，そして一歳半以降の左脳の成長へとバトンタッチをするのである。

　ただし乳児の脳機能は，時々「交感神経系の嵐」に見舞われることになる。授乳が行われずに空腹を覚えたり，触覚的な心地よさや温かさ，柔らかさが提供されなかったり，おむつを替えてもらえずに不快を感じ続けたり，外界からの過剰な刺激や見知らぬ人物からの脅威にさらされることなど，乳児は生命体としてのあらゆる形での危機に直面する可能性があるのだ。

　そのような時に乳児は苦痛を覚え，激しく泣き，コルチゾールなどのストレスホルモンが分泌され呼吸や心拍数が増加することになる。そしてその時に母親が抱きかかえ，あやし，乳児の必要を満たすことで交感神経の嵐が静

まり，右脳の正常な機能が取り戻され，もとの満ち足りた状態を取り戻す。それは乳児がやがて自分の力で脳や心の安定を取り戻せるようになるまで続けられるのである。

　ただし興味深いことに，母子分離モデルに関する動物実験では，連日15分ほどの短い母子分離なら，分離ストレスを受けた仔ラットはむしろストレス耐性を高めるという（加藤，2022）。つまり多少の愛着の破綻はむしろ愛着を促進する意味を持つのである。母親も人間であり，少しは気を抜くこともあるであろうし，それがわずかの瞬間であれば，やはり成長促進につながるのだ。それがgood enough（Winnicott）な母親の養育なのであろう。

　もしそのような愛着関係が提供されなかった場合，右脳はいわば耕作を放棄された荒れ地として残されてしまい，乳児は他者と関係性を持ったり，自分自身の自律神経機能を安定させたりする力をそれ以上成長させることなく，知性や理屈といった左脳の機能のみに頼った人生を歩まなくてはならない。そしてこのような形での養育の欠如もまた，トラウマなのである。

　ちなみに上述の「交感神経の嵐」の際のストレスホルモンの過剰な分泌は，すでに述べたいわゆるHPA（視床下部－下垂体－副腎皮質）系のフィードバックシステムが破綻した状態として説明できる。そしてそこでのコルチゾールの過剰分泌は，成人に見られるPTSDやうつ病の患者についても生じており，それは海馬の機能を抑制したり委縮に導いたりするという説が知られる（Kim, E.J., et al., 2015）。つまり愛着障害において常態化してしまったストレスホルモンの過剰分泌は，フラシュバックのように成人後のさまざまな病理においても再び繰り返されるのだ。

　ひとことで愛着障害といっても，これだけ複雑なことが脳に生じていることが分かったのは比較的最近のことであるが，やはり「トラウマは脳に宿る」という事情を伝えてくれている。

　以上本章では現代のトラウマの捉え方が脳科学的な知見を大幅に取り入れた，より広い概念として生まれ変わろうとしているということを示した。次章では，この最後に述べた愛着とトラウマについてのテーマについて詳述したい。

第2章　愛着とトラウマ

はじめに

　最近愛着の研究の進歩は目覚ましい。それは乳幼児期に母子間で生じていることを，脳科学的に捉えることがますます可能になりつつあるからである。特に子どもの右脳の機能及び母子間の右脳どうしの関わりについての知見は，その後の人生における精神発達及びその問題について大きな示唆を与えてくれる。そこで第Ⅰ部「トラウマと脳」の第2章ではこのテーマについてまず論じることにする。

　本章での主たるテーマはいわゆる愛着トラウマ（Schore）であるが，本題に入る前にまず述べておきたいのは，近年の愛着理論への注目は，まさにトラウマ理論の発展・深化と深く結びついているということである。

　1970年代に米国を中心として始まったPTSDに関連したトラウマ理論は，トラウマをいわば「記憶の病理」と捉えていたことは前章でも述べた。ところが近年問題になっているのは，記憶や言葉が生まれる以前の愛着の時期に生じたトラウマである。

　その時期のトラウマは深刻であるにもかかわらず，最近までトラウマの文脈では語られなかった。愛着障害の二種（反応性愛着障害，脱抑制型対人交流障害）がトラウマ関連障害として扱われるようになったのは，DSM-5（American Psychiatric Association, 2013）以降であることを思い出したい。

　このような動きに大きな貢献をしたのが，「愛着トラウマ」という概念を提唱したAllan. N. Schoreであり，この問題に先鞭をつけたのは，前世紀の前半に登場したRené SpitzやJohn Bowlbyらであることは前章でも述べたが，本章では特にD.W. Winnicottの貢献について述べたい。なぜなら彼こそが愛着トラウマ理論の先駆者と言えるからである。

愛着トラウマ理論の先駆者としてのWinnicott

　精神分析家であるWinnicottの理論がなぜ愛着理論の先駆けとなっていたのか不思議に思う向きもあろう。そもそも精神分析の祖であるS. Freudは愛着の問題にはあまり言及せず，もっぱらエディプス期（4〜6歳）以降の人間の心について論じた。それ以前のいわゆる前エディプス期や愛着段階についての考察は，主として後の世代の分析家たちに委ねられたのである。

　しかしFreudの同時代人とも言えるWinnicottはFreudとは全く対照的な志向性を持った臨床家であった。Winnicottの理論については次章でさらに詳しく述べるが，ここでは彼の関心の対象は明確に，人生の最早期に向けられていたという点をまず述べておきたい。そしてそれは以下のような彼の主張にも表れている。

> 「満足な早期の体験を持てたことが転移により発見されるような患者［神経症の患者］と，最早期の体験があまりに欠損していたり歪曲されていた患者［精神病，ボーダーラインの患者］を区別しなくてはならない。分析家は後者には，環境におけるいくつかの必須なものを人生で最初に提供するような人間とならなくてはならない。」（Winnicott, 1949, p.72）（［ ］内は岡野の注釈。）

　つまりFreudが治療の対象とした神経症圏の患者と異なり，Winnicottは早期の愛着段階における母子関係においてトラウマを体験した患者たちに関心を向けていたのである。

　このFreudとWinnicottの人間の心に関する関心の違いはどこから来るのだろうか？

　私見では，Winnicottは理論家というよりは，何よりも臨床の人だったからである。愛着期のトラウマと精神病理との関係は比較的観察しやすいという事情が関連しているからであろう。そしてそこで重要な役割を果たすのは臨床的な観察眼の確かさであり，Winnicottのそれは現在の脳科学的な研究を先取りする域にあったということができるであろう。

　そこでWinnicottが考えていた最早期のトラウマとはどのようなもので

16 第I部　トラウマと脳

あったのだろうか？　注目すべきは彼が，乳児の絶対的依存の段階におい
て「母親の防護障壁としての役割が侵害されること」をトラウマと定義づ
けたということである。それはのちに弟子のM. Khan (1963) が累積外傷
Cumulative Traumaとして概念化したものであった。Winnicottはその防護
壁の役割を「母親の鏡の役割」（Winnicott, 1971）とも表現した。そしてそ
の役割が損なわれることを早期のトラウマと考えていたのである。

　以下にWinnicottの『遊ぶことと現実』（1971）に収められた「母親の鏡
としての役割」における論述を追ってみよう。彼によると，乳児は促進的な
環境により，「抱えること holding」，次に「取り扱うこと handling」，そし
て「対象を提供すること object-presenting」を通じて発達していく。その中
でも最初期の「抱えること」により支えられている絶対的依存の段階にお
いては，母親は補助的な自我機能を提供し，そこでは赤ん坊のmeとnot-me
はまだ区別されていない。その区別はmeの確立を待たなくてはならないの
だ。

　　　「最初は乳児は母親に抱えられて全能感を体験するが，対象はまだ自分から分
　　　かれていない。」

　この論文が当時かのJacques Lacanにより書かれた鏡像段階に関する論文
（Lacan, 1949）を意識して書かれたものであるという点は興味深い（そして
Lacanの関心の方向性との違いもまた面白い）。そしてこの論文でWinnicott
は次のような謎めいた言葉を残している。

　　　「乳児は母親の顔に何を見出すのか？　それは乳児自身なのである。母親が乳
　　　児を見つめている時，母親がどのように見えるかは，母親がそこに何を見てい
　　　るかに関係するのだ。」(p.112)

　そして続けて言う。

　　　「私の症例では，母親は自分の気分を，さらには自分の硬直した防衛をその顔
　　　に反映させる。」「そのような場合赤ん坊は母親の顔に自分自身を見ることがで
　　　きないのだ。」(p.112)

この記述は分かりづらいが，それは彼が言葉や記憶以前の世界を描いていたからと考えられる。そして彼は母親が子どもを，ではなく自分をそこに映している，と述べる。これはちょうど精神分析において治療者が患者からの転移を解釈するのではなく，自分の個人的な感情を反映させて逆転移のアクティングアウトを示してしまうような場合になぞらえれば理解しやすいであろう。

　このWinnicottの提起した「母親の鏡の役割」の重要性は，愛着理論における情動調律やメンタライゼーション理論に継承された。たとえば発達論者は養育者によるミラーリング（乳児の情緒をまねること）は子どもの自己発達において鍵となるとする（Bateman & Fonagy, 2004）。

　ところでここに言及したPeter FonagyもまたSchoreのように精神分析と脳科学を融合した代表的な人物だったのである。彼はWinnicottが言った情動のミラーリングの障害を以下に分類した（Bateman & Fonagy, 2004）。

(1) 子どもの陰性情動に圧倒された母親が，それを消化せずにそのまま表情に表す場合，乳児はそれを母親から切り離して自分のものとすることができず，他者に属するものとみなす。こうして情動の調節は行われずにトラウマが生じる。

(2) 母親が乳児の情動を（たとえば陽性情動を攻撃性と）読み違えると，乳児はそれを取り入れて「偽りの自己イメージ」（よそ者的自己）を作り上げる。

　そしてこの（1）がWinnicottの述べた「そのような場合赤ん坊は母親の顔に自分自身を見ることができない」という体験に相当するのである。

　このように考えるとWinnicottが考えた「母親の鏡の役割」の概念とそれを引き継いだFonagyの理論は，その機能が破綻した際のトラウマ的な影響をも見事に言い表していたことになる。

愛着形成が損なわれた時に生じること

ところでこの愛着の問題を考える上で一つ触れておきたいことがある。それは私たちはともすれば「乳児は放っておいても自然に育つ」と思いがちであるということである。ただし現実はそれとは全く異なることは，過去に行われた以下のような「実験」からも伺える（以下は，小林（1983）の著作からまとめたが，さらに詳しくはCampbell & Grieve（1981）の論文などが参考になる）。

およそ800年前のローマ皇帝Friedrich 2世は，「言葉を一切教わらなかった赤ちゃんは，どんな言葉を話すようになるのか？」という疑問を持ち，実験を行ったという。ちなみにこの発想自体が，赤ん坊は勝手に育つという発想を見事に表現していたと言えるだろう。

彼は部下に50人の生まれたばかりの乳児を集めさせ，部屋に隔離し，乳児の目を見たり，笑いかけたり，話しかけたりせず，それ以外の養育（ミルクを与える，風呂に入れる，排泄の処理をする）のみを認めたという。

Friedrich 2世は，人間は生まれた時から何かしらの「言葉」を持っていると信じていて，その言葉を確かめたかったのだという。しかし実験の結果は，とても恐ろしいものであったという。50人の子どもたち全員が，1歳の誕生日を迎えることなく死んでしまったというのである。この実験から分かったことは，言葉の獲得うんぬんの前に，乳児には，物質的な栄養だけではなく，スキンシップという名の精神的な栄養も欠かせないということだったのだ。

これとの関連でR. Spitz（1949）はある記録映画の中で，遺児病院と保育園で育った乳児を比較している。両方の環境で乳児たちは十分な食事とケアを与えられたが，後者では母親自身が育児を行ったという点が異なっていた。すると12カ月後には，前者の環境で育った乳児たちにおいては，知覚，身体機能，社会的な交流，記憶，模倣などの機能が，後者で育った乳児より45％も劣っていたという。

Allan Schoreの愛着トラウマ論

　次にA. Schoreの話に入るが，その前置きとして，現代の精神医学の大き
な潮流について一言触れたい。それは現在のネット社会では，さまざまな情
報が瞬時に行きわたり，またそれらの情報の間の結びつきや融合も加速度的
に生じているということである。そして特に乳幼児精神医学の分野は，脳科
学やトラウマ理論，愛着理論，解離理論等が有機的に融合される傾向にある
のだ。そしてその立役者の一人がSchoreである。

　SchoreはUCLAの精神科で活躍するすでに80歳を超えた心理学博士であ
る。精神分析，愛着理論，脳科学を統合する学術研究をこれまでに広く発表
し，特に彼の提唱した「愛着トラウマ」の概念が知られている。

　現在わが国で邦訳されたSchoreの著作は二冊ある（Schore, 2019a, b）。そ
れらにおいて 展開される彼の右脳に関する理論についてのエッセンスを示
すと以下のようになるだろう。

- 乳児期は右脳の機能（愛着，間主観性，社会性など）が優位で，愛着を
  通して母親と子どもの右脳の同調が生じる。
- 母親は眼差しや声のトーンや身体接触を通して乳幼児とさまざまな情報
  を交換している。
- 母親との愛着は乳児の情動や自律神経の調節に大きく寄与する。

　ここでSchoreが右脳の機能について強調していることが，彼の理論のユ
ニークな点なのである。彼は近年脳の左右差の研究が進み，右脳の発達が左
脳に先行するという事実が明らかになったとする。そして右脳の急成長は妊
娠の第7〜9カ月で開始され，左脳の急成長の開始の時期（生後二年目の中
期〜後期）に終わりを迎える。以下はそれをさらに詳細に示したものである。
　生後2〜3カ月：右扁桃体基底外側部（間主観的機能）が発達の臨界期を迎
える。
　生後3〜9カ月：右前帯状皮質（社会的合図への反応性に関与する）が稼働

20　第Ⅰ部　トラウマと脳

する。

　生後10〜12カ月：右眼窩前頭皮質（愛着実行制御システム）が成長する。

　これらの点を考えあわせると，愛着の時期において乳児の脳に生じていることを，もう少し具体的に理解することができる。それはあくまでも右脳を中心とした出来事であり，そのことを知っておくことは子どもの心を理解し，ケアをする際に非常に役立つことになる。少なくとも母親は乳児と関わりつつ，それが乳児の脳のレベルにどのような影響を与えているかを思い浮かべることも可能になるのだ。

　たとえば「乳児の特に左体側の触覚の情動への影響が直接的である（赤ちゃんは左側で抱っこすべし）」ということが言えるという。それは乳児の体の左側（頭蓋神経の支配領域としては右側）が赤ん坊の右脳に入力されるからであり，そのために乳児の左側の皮膚が刺激を受けるようなかかわり方はより直接的であるということだ。

　さらには乳児は女性の顔を目にすることで右半球を活性化させる働きがあるという。すなわち母親が乳児に対面し，アイコンタクトを行なうことは，乳児の右脳を直接的に刺激し，その神経の発達に寄与するということになる。そしてさらに重要なのは，乳児は養育者を介して，情動的な心地よさが持続するような「情動脳」すなわち右脳を構築する必要があり，それにより情動的な自己が形成されるということである。

　特にこの最後の点は，いわゆる「抱き癖」の考え方との関連で重要である。昔「スポック博士の育児書」（Spock, et al., 1992）が米国でもてはやされ，日本語にも翻訳されて広く読まれていた。そしてその中で，赤ん坊の自立心を育てる上でも，泣いてもすぐに抱っこをしてはダメである，という考え方が示されていた。

　しかしあえて言うならば，「泣くからこそ抱っこをしなくてはならない」というのが現代流の考え方だ。情動脳は，それができるだけ安定した心地よさが維持されることが大事である。つまり泣くという情動的に不安定な状態は抱っこにより安定化されて心地よさが回復し，それができるだけ維持されることで正常な右脳が育っていくのである。

このように愛着を捉えると，それが障害された状態，Schoreの言う「愛着トラウマ」に際して起きていることをより具体的に考えることができる。愛着不全により乳児が泣き叫んでいる状態では，交感神経系の過剰な興奮が生じている。そしてそれが母親により調節されない場合には心臓の鼓動や血圧の上昇や発汗がさらに増し，乳児はそれを自ら生理学的に調節する必要が生じてくる。そこで作動するのが背側迷走神経である。ところがそれによりむしろ行き過ぎた事態を招く可能性がある。つまり脈拍や血圧が低下し過ぎて，固まり反応や擬死の状態になる。これが解離に深く関連していると考えられるのだ。

ちなみにこの背側迷走神経という用語は，最近のStephen Porges（2003, 2017）の「ポリヴェーガル理論polyvagal theory」により提示された概念である（本書では第13章でさらに詳しく述べる）。Porgesの理論では，副交感神経系には二種類があり，腹側迷走神経は通常の適応につながるが，ストレス下では背側迷走神経という，いわばアラーム信号に匹敵するシステムが働き，低覚醒状態，痛み刺激への無反応性を生み，解離が生じるためのメカニズムが発動するのである。

愛着の機会が損なわれると，乳児は自分の情動を健康的な形で調整することができず，むしろ情動に圧倒されて，解離を起こす。そこでは情動は切り離され，意識に上ることが防がれるのだ。その意味では解離はコントロール不可能な交感神経の興奮を避けるために用いられる非常手段ということになるが，それ自体が背側迷走神経により支配された状態と見なすこともできる。ちなみにこの状態がタイプDの愛着（Main, et al., 1986）において生じていると考えられる。

愛着トラウマと自閉スペクトラム症

さて上記のように捉えられた右脳の機能の発達が愛着トラウマにより障害された場合，そしてその後の左脳の正常な（ないしは過剰な代償を伴った）発達と組み合わさった場合に何が起きるのであろうか？　理論的には以下の二つが考えられよう。

22　第I部　トラウマと脳

・情動を伴った，対人間の関わりに裏打ちされた言語機能が未発達となる。
・極端に分析的で，秩序や細部への拘りにより特徴づけられる思考が見られる。

　そして改めて考えれば，これは自閉スペクトラム症（Autism Spectrum Disoder，以下ASD）の病態そのものではないかという思いに至る。
　しかしそう考えることは直ちに次の疑問を生む。「発達障害は生まれつきの問題と考えられているが，生まれつきの要素以外にも，環境による右脳の発達不全を素地とする可能性が考えられるのではないか？」
　私たちはこのような発想に，たとえば杉山（2019）の「チャウシェスク型」の発達障害の概念を重ね合わせることができるかもしれない。あるいはこの問題に関しては以下のような研究も見られる。Melillo, R., Leisman, G.（2009）らによる研究の抄録を日本語にしてみよう。

　　「左右脳の機能的な離断による右脳の活動やコヒーレンス（位相の揃い具合）の低下が，ASDのすべての症状や交感神経の活動上昇を説明するのではないか。もしASDの問題が，脱同期化と左右半球間の情報交換の無効化であるならば，治療は脳の各部分の協調にあるだろう。その治療としては，体性感覚的，認知的，行動的，生物医学的な手法を含む様式横断的crossmodalなアプローチになるだろう。私たちは片側刺激により視床皮質路の振幅を一時的に増し，十分に機能する半球の振幅に近づけることができた。こうすることにより両半球の情報交換を高めることができると考える。」

　そしてこの論文は，ASDは遺伝負因が考えられるが（一卵性双生児の一致率50％，二卵性5％），それはその数が減少しないことと矛盾する（多くのASDが子どもを持たない）ことを強調し，以下の主張を行う。

　　「しかし最近の研究ではASDは遺伝性というよりもエピジェネティックであり，それだけ治療可能性が高いことになる。ASDにおいてとくに顕著なのは，その認知機能の偏り（たとえば高い言語スキルと低い運動機能など）である。ASD,

ADHDについて特にみられるのが，右脳における認知的，運動，知覚，自律神経機能の低下である。ASDにおいては，ドーパミンの活動の上昇と左脳の機能の上昇が生じているのである。」

最後に：治療論に向けて

　最後に本章の内容をまとめたうえで治療論にも少し触れたい。

　私は本章で以下の点を強調したことになる。生後一年間の愛着関係において，母親と乳児は右脳を介した密接な関係を成立させることである。Winnicottの描いた母親の鏡の機能は，母子間の右脳の共鳴としてとらえ直すことができるのだ。そしてその失敗による愛着不全は深刻な病理（愛着障害，解離，転換症状）を生む。Schoreはそれを「愛着トラウマ」と概念化したのである。

　愛着トラウマは親による子どもの自律神経の調整の失敗による背側迷走神経の暴走としてとらえられる。その結果として愛着の障害は特に乳児の右脳の発達を阻害し，それが解離の病理と深く関連している。

　さらにはASDの病理も愛着トラウマにより引き起こされた左右脳の機能の偏りないしは機能的な離断現象の見地からとらえることができる。つまりASDには不可逆的な神経発達障害としてだけではなく，この愛着トラウマの影響を考えることが可能となるだろう。そしてそれはASDの治療にも多くの含みを示す。

　以上を考えあわせた場合，発達早期のトラウマを受けた患者にとっては，治療は「無意識を意識化させること」よりはむしろ，共感的で巧みに情動調律を行なう治療者との関係性を基盤とする，マルチモーダルな関わりがより重要となるであろう。そしてこのことは米国を中心にその影響力を広めているいわゆる関係精神分析の流れと軌を一にしているのである。

第Ⅱ部
トラウマと脳-心

第3章 愛着トラウマ理論の先導者としての Winnicott

はじめに

　本書の第Ⅱ部である「トラウマと脳，心」の冒頭の章として，前章でも紹介したDonald Winnicottのトラウマ理論についてさらに解説することの意味について最初に触れたい。

　私はD.W. Winnicottが精神分析の世界においてトラウマについて極めて先駆的な考えを示していたと考える。彼は精神分析家である前に，まさに「トラウマ論者」だったと言えるのだ。そのWinnicottのトラウマ理論について，前章「愛着とトラウマ」での概説を補足し，補強する形で論じたい。

　まず本章の要旨を最初に述べておきたい。Winnicottはもちろん精神分析家であり，Freudの晩年に限って言えば，彼と同時代人と言える。しかしWinnicottの関心はS. Freudの論じた無意識，抑圧，死の欲動などの概念よりはむしろ，幼少時における養育者との間に生じるトラウマや解離の問題へと向けられていたのである。

　このことはWinnicottのいくつかの論文をこの文脈で読めば分かることであり，彼は実際にさまざまな表現の仕方を用いて，特にFreudのリビドー論に対するアンチテーゼを唱えていたのである。そしてその傾向は，ちょうどFreudのかつての一番弟子であったFerencziがそうであったように，晩年に向かってさらに先鋭となっていったのである。

　Winnicottのトラウマ理論については以下に大きく二つに分けて論じることができる。まずはWinnicottの弟子のM. Kahn (1963) によりさらに概念化された累積外傷Cumulative Traumaの理論により表されるものである。そ

してもう一つは晩年のWinnicottが深化させたトラウマ理論である。

このうち前者に関しては，Winnicottは母親の機能を鏡の役割にたとえたことが知られている（Winnicott, 1971a）が，それについては前章で紹介した。そこで本章では後者について論じたい。

晩年におけるWinnicottのトラウマ理論

Winnicottが晩年に展開したトラウマ理論について，英国のWinnicott研究者でもある分析家Jan Abramは次のように述べている。「Winnicottの晩年の非公開の手記には，彼の解離，憎しみ，男性と女性の要素，対象の使用，退行などについての最終的な考えが示されている」（Abram, 2013, p.312）。

そしてその意味で重要となるのは次の二つの文章である。これらはいずれもWinnicottの死後に発表されたものだが，それらの中で彼はかなり革新的で挑戦的でさえある主張を行なっているのだ。

- 「ブレイクダウンへの恐れFear of Breakdown」（1974）（Collected Works of D.W. Winnicott：Volume 6.に所収）
- 「未公開ノート」（1971）（Abram, J.（2013）Donald Winnicott Today. Routledge.に所収）

これらについて以下に論じよう。

「ブレイクダウンへの恐れ」

この論文はWinnicottが死の直前に書き，奥さんのClaraの手でInternational Review of psychoanalysisの創刊号（1974）に掲載されたが，彼が晩年に考えていたトラウマに関する考えを濃縮した形で著したものと言える。この論文の冒頭でWinnicottは言う。

> 「最近になり，私はブレイクダウンへの恐れについての新たな理解に至った。それは私にとっても，他の療法家にとっても新しい考えであろうが，それをこ

28 第Ⅱ部　トラウマと脳‐心

こにできる限りシンプルに伝えたい。」（p.103）

　Winnicott はこのブレイクダウンの意味として，それが防衛組織の破綻であり，その背後には「およそ考えることのできないような状況」があるとする。そしてそれはつまるところ自我組織に対する脅威であると表現している。
　この論文でのWinnicottの主要な論点を幾つか取り上げてみよう。
　「発達は促進的な環境により提供され，それは抱えること，取り扱うこと，そして対象を提供することへと進む」（p.104）。そしてこの中でも彼が最も注目するのが，最初の「抱えること」により成立する「絶対的依存」である。この時期においては，「母親は補助的な自我機能を提供するが，そこでは赤ん坊においてはme と not-me は区別されない。その区別はme の確立なしにはできないのだ」（p.104）という。
　ここでWinnicottが描いている世界は実はきわめて深遠で，そしてまさに「言葉では表現ができない」世界なのであろう。そこでは乳児は母親に抱えられていながら，自分と母親の境目を知らない。つまり本当の意味で母子一体となっていることになる。そしてその母親との絆が断たれた状態は，おそらく乳児にとっては何が起きているのか考えられないもの unthinkable（p.104）である。それを Winnicott は原初的な苦悩 primitive agony と呼び，「不安どころではないもの anxiety is not a strong word」と言い換え，さらに原初的な苦悩は以下の点により特徴づけられるとするのだ（p.104）。

　①「未統合の状態への回帰（防衛としての解体 disintegration）」
　②「永遠に墜ちること（その防衛としての，自分で自分を抱えること）」
　③「心身的な共謀を失うこと」
　④「現実感覚がないこと」

　さらに本論文はより本質的な部分に至る。Winnicottは「臨床上のブレイクダウンへの恐れとは，**すでに起きてしまったブレイクダウンへの恐れである**」（p.104，強調も Winnicott）という。これは，もっとも重要でかつ謎めいたテーゼであるが，それに続けて彼は言う。「それが隠されているのは無

意識にであるが，それは『抑圧された無意識』という意味ではない」（p.104）。

これもまた挑戦的な文章だ。つまり自分が考えている無意識は，Freudの考えた抑圧の概念に基づいたそれとは異なると明言しているのである。このようにWinnicottはFreudの用語を用いながらも，そこに別の意味を付与するという，換骨奪胎とも言える手法を用いることがしばしばある。精神分析というFreudが敷いた路線を重んじつつ，いかに独創性を維持するかについての彼の工夫と見ることができるだろう。

「未公開ノート」

Winnicottの晩年のトラウマ理論としてとり上げるもう一つの素材は，最晩年の「未公開ノート」（1971）からである。Winnicottは1971年6月のIPAのウィーン大会で発表を行なうつもりでいたが，その前に死去してしまったために手稿として残されていたものを，Abramが『Donald Winnicott Today』（Abram, 2013）に収録したのである。そしてそこにはWinnicottが晩年に持っていた解離に関する考えが明確に示されている。

その手稿の冒頭でWinnicottは次のように言う。

> 「私は私たちの仕事について一種の革命revolutionを望んでいる。私たちが行っていることを考えてみよう。抑圧された無意識を扱う時は，私たちは患者や確立された防衛と共謀しているのだ。しかし患者が自己分析によっては作業できない以上，部分が全体になっていくのを誰かが見守らなくてはならない。（中略）多くの素晴らしい分析によくある失敗は，見た目は全体としての人に，明らかに防衛として生じている抑圧に関連した素材に隠されている，患者の解離に関わっているのだ。」（Winnicott, quoted by Abram, 2013, p.313）

ここでは，上述のFreud的ではない無意識に関わる具体的な機制は，抑圧ではなく解離であるという明確な表現がなされている。抑圧された無意識を扱うことはFreud以来の精神分析の本筋である。しかしそれに対して彼は「革命」を起こそうとしている。ある意味ではFreudに真っ向から反旗を翻しているようで，読んでいて少しハラハラする。

ところでこの引用にある「部分が全体になっていくのを誰かが見守らなく

てはならない」という記述について，AbramはWinnicottが少し前に書いた文章と関係しているとして引用している。

> 「私の考えでは，自己self（自我ego，ではなく）は，私自身であり，その全体性は発達プロセスにおける操作を基礎とする全体性を有している。しかし同時に自己は多くの部分により構成されているのだ。そしてそれらの部分は発達プロセスにおける操作により内側から外側へという方向で凝集していくが，それは抱えて扱ってくれる人間の環境により助けられなくてはならない（特に最初において最大限に，である。）」（1971b）

本章のまとめ

　最後に本章の内容をまとめてみよう。Winnicottの関心は恐らく初期から，愛着の段階におけるトラウマがいかに生じ，それをいかに取り扱うかに向けられていた。そしてそれはFreudの理論とはかなり異なり，考え方によってはFreudとは逆のベクトルを持っていた。彼は最晩年の論文「ブレイクダウンの恐れ」において，トラウマ（ブレイクダウン，母子関係の破綻）は「それがすでに起きたがまだ体験されていない出来事である」とし，それは抑圧の成立する以前の解離の病理と言えると述べた。そしてトラウマは，転移の中で治療者の失敗を通して体験されるとも主張したのだ。

　このようにWinnicottのトラウマや解離の概念は彼の人生の終わりに向かってますます練り上げられて行き，晩年に至っては，精神分析においては愛着期のトラウマや解離が主要テーマとなるべく「革命」が起きるべきであるとまで述べたのだ。そして彼が予見し，すでに論じ始めていたのが，最近になりさかんに論じられるようになった愛着期のトラウマであり，Schoreが「愛着トラウマ」と言い表したテーマだったのである。

　Freudの同時代人とも言えるWinnicottが示していたこれらの考えは，今でも私たちに臨床的な示唆を与え続けているのである。

第4章　トラウマと記憶

問題のありか

　本章では，トラウマに関する具体的な問題に入っていく。第1章「脳とトラウマ」では「トラウマ記憶なきトラウマ」という表現を用いたが，そのような表現を用いる必要があるほどに，トラウマが記憶の問題と密接であるという考えは多くの臨床家に共有されてきた。そして実際に多くのトラウマがその記憶のあり方の病理と密接に結びついているのである。そこで本章ではこの問題について深く考察したい。

　まずは以下の架空事例を示し，それをもとに臨床的な問いを掲げたい。

　　　あるクライエントＡさん（30歳代の女性）がこう話す。「昨日夢を見ました。何か幼い頃の光景が出てきたように思いますが，漠然としていてそれ以上は覚えていません。でも目が醒めてから小さい頃の母親とのエピソードが心に浮かんでいました。私は母親に何かの理由で怒られて家を追い出され，裸足のまま『開けてよ！　お願い！』とドアをたたき続けたんです。これまで忘れていましたが，あの時の怖さや不安が急に蘇ってきました。」

　心理面接で聞く話としてはさほど珍しくないであろう。しかしこれを聞いた治療者はこの「蘇った記憶」をどのように扱うだろうか？

　おそらく治療者によって実にさまざまな答えが返ってくるはずだ。「Ａさんがそれをはっきりと思い出したというのであれば，実際の出来事だったのだろう。」「これはトラウマ記憶であり，フラッシュバックの形でその出来事が再現されたのだ」など，この「記憶」の信憑性を重んじる立場もあるだろう。

　しかし他方では，「このＡさんの記憶はおそらく夢に影響されたものであ

り，実際にこのような出来事があったという保証はない。」「いわゆる偽りの記憶である可能性があり，治療者の問いかけ方に影響されて創り出されたのかもしれない」など疑いの念を抱く治療者もいるだろう。

このようなごくシンプルな例を取っても，その臨床的な扱い方にはさまざまな可能性があるのであろう。ところがここには「ケースバイケース」では済まされない問題が潜む。もし実際に母親の虐待的な養育があった場合に，それを偽りの記憶として片づけられたら，それはAさんにとってそれこそトラウマになりかねない。しかし逆に十分な養育を行っていた母親が虐待を疑われた場合，そう疑った治療者が逆に糾弾されてしまう可能性もある。

上にあげた例は蘇った記憶といわゆる「偽りの記憶」とをめぐる議論の複雑さを垣間見せてくれる。そして臨床場面でこのような問題に遭遇した時に，その扱い方に一つの正解は得られないとしても，治療者はこの問題を恣意的に扱うわけにはいかない。常にそこには高度な臨床的判断が必要とされるのだ。本章での考察も，治療者が状況に応じてよりよい判断を下すための材料とお考えいただきたい。

失われた記憶は蘇るのか？

本章の中心的なテーマは以下のものである。
「忘れていたはずの記憶が後になって蘇ることはあるのか？　そのプロセスで偽りの記憶はいかに形成されるのか？」

精神分析的なオリエンテーションを持つ治療者であれば，抑圧されていた記憶やファンタジーなどが治療により蘇る，という現象の存在は，ある意味では常識ではないだろうか。少なくともS. Freudはそう考えていた。そして精神分析の世界ではそのような考え方は真正面から異議を唱えられることなく継承されてきた。

他方では最近になって聞かれるようになったいわゆる「偽りの記憶」については，それをめぐる論争の歴史はまだ浅く，人々にもその問題の深刻さは十分には理解されていないであろう。「抑圧された記憶が蘇る中で，時々事実と異なる記憶が生まれることもあるであろうが，それはあくまでも例外的

なものである」というのが一般の臨床家の感覚ではないかと思われる。

　ここからは「偽りの記憶」のかわりに「過誤記憶」という言葉を用いて論じたい。英語にすればともにfalse memoryとなるが，「偽りの」という言い方には記憶の意図的な捏造というニュアンスが伴いかねない。それに比べて「過誤記憶」には，現実に起きたこととは異なる内容が記憶されてしまうという，より客観的な意味が含まれる。

　私は米国においてPTSD（心的外傷後ストレス障害）や解離性障害についての関心が高まるさなかの1980年代の半ばに，この記憶をめぐる論争が生じていた頃のことをよく思い出す。1980年代には多くの女性や子どもが，それまで一般的に考えられていたよりはるかに高い頻度で性的，身体的なトラウマの被害者となっていたことが明らかにされた。その結果としてベトナム戦争等で戦闘体験を有した人や性被害の犠牲者となった人々が示すPTSDや解離性障害が数多く報告されるようになった。そこには，医療従事者たちが従来はそれらのトラウマ関連障害の存在を軽視したり無視したりしたことへの反省があった。

　それから米国社会では幼少時のトラウマの事実やその記憶を治療により明らかにすべきであるという主張が多く聞かれるようになった。そして幼児期の性的虐待の記憶を呼び覚ますことを試みる精神科医や心理士やソーシャルワーカーがたくさん現れた。その結果として数多くの人々が性的虐待の加害者であったと告発されることとなったのである。

　そのような動きに一役買ったのが1988年に出版されたEllen BassとLaura Daviesによる『生きる勇気と癒す力』（Bass & Davies, 1988）という著書である。この書は幼児期に性的虐待を受けて，その記憶を抑圧しているために忘れている可能性が高い人々が該当するようなチェックリストを示した。

　1992年にはハーバード大学のJudith Herman（1992）が『心的トラウマと回復』を著しベストセラーとなった。Hermanについては本書の第9章「トラウマとパーソナリティ」でもさらに論じるが，その書でHermanは，幼少期のトラウマによって自責や自殺願望に苦しめられている女性たちを救うためには，「抑圧された記憶」を回復させることが必要だと説いた。Hermanの著書はわが国でも阪神淡路大震災の翌年の1996年に翻訳されて出版され，

大きな反響を呼んだ。

ところがそれからワンテンポ遅れる形で出てきたのが，いわゆる FMS（false memory syndrome 偽りの記憶症候群）をめぐる動きであった。そして治療により蘇ったとされる記憶の中には，客観的な根拠のない，あるいは事実と異なる過誤記憶が多く含まれるという問題に対する注意を喚起した。その関連で誤って加害者として糾弾された犠牲者たちによる利益者団体 FMSF（偽りの記憶症候群財団）も生まれた。

欧米においてはこの種の問題は極めて政治的，ないし感情的な対立を生む傾向にある。そしてその対立や論争の中で，記憶に関するより科学的で実証性のあるデータが得られるようになったことは否めない。少なくともこの FMS をめぐる論争を通して，私たちはこれまで記憶に関して漠然と信じられてきたことがらについての再考の機会を与えられたのである。

この過誤記憶の問題について決まって引き合いに出される学者が Elizabeth Loftus である。Loftus は過誤記憶がいかに形成されるかについての基礎的な研究を精力的に行い，それが臨床においても司法においても極めて甚大な被害を及ぼすことを積極的に説いた。Loftus の主張を Ketcham との著書『The Myth of Repressed Memory: False Memories and Allegations of Sexual Abuse（邦訳：抑圧された記憶の神話）』（1994年）から要約すると以下のようになる。

> 「私は記憶の変更可能性についての権威だとみなされている。私はいろいろな裁判で証言してきたが，裁判に携わる人にこう警告してきた。記憶は自在に変化し，重ね書きが可能で無限に書いたり消したりできる黒板のようなものであると考えられてきた。比喩的に言うならば，コンピューター・ディスクや，書類キャビネットに大切に保管されたファイルのような形で記憶が脳のどこかで保持されているというのは誤解である。最近では，記憶は事実と空想の入り混じった創造的産物だと考えるようになった。これが記憶の再構成的モデルと言われるものである。」

Loftus の批判の矛先は，抑圧された幼少時の性的外傷が治療により想起されるという立場を取った臨床家，特に「トラウマと回復」の著者 Herman な

どに向けられた。このHermanとLoftusの論争は，トラウマ記憶の回復をめぐる論争や対立を象徴していたと言えよう。

ちなみにLoftus自身も2003年に，Nicole Tausをケーススタディとして扱った2002年の出版物をめぐって，Taus自身に訴えられたという。この論文はTausが幼少時に性的虐待を受けたという記憶を取り戻したという1997年のケース報告に関するものであった。このケース報告（Jane Doe case）は幼児虐待と抑圧された記憶の研究において大きな影響力を持っていたが，Loftusの論文はそれが過誤記憶であると主張するものであった。

その訴訟についてはLoftusに対する21の訴状のうち20は退けられたという。しかしそれ以後もLoftusの過誤記憶についての理論は児童虐待を糾弾すべしという運動の社会的な広がりを軽視したり否定したりする立場として批判された。そして「幼児と女性に対する犯罪を擁護する学者」とされて脅迫も相次ぎ，一時期は殺人予告もうけ，講演の際はボディガードを付けていたと言われる（Jenkins, 2017）。

ところで常識的な立場からは，Loftusの主張は誠にもっともというべき部分があると私は思う。記憶はしばしば誤って形成されることがある。記憶はパソコンのメモリーのように脳に客観的なデータとして保存されているわけではない。

ただし多くの記憶内容は事実に基づき，ある程度の信憑性を伴ったものであるという点も事実である。それは私たちが日常生活を送るうえでどれだけ自分の記憶に依存しているかを考えればわかることである。たとえば「さっき外出する前に確かにストーブを消した」という記憶が信頼できないものであったなら，私たちは安心して外出先で用事を済ますこともできないだろう。

つまり記憶は概ねにおいて現実の出来事を反映しているものの，細部について，あるいはその出来事そのものが改変されたり創造されたりする可能性があるのだ。あとは過誤記憶をあくまでも例外としてとらえるか，それを必然的に生じる深刻な事態とするかという立場の違いが政治的な論争にまで発展するのである。

私自身はあくまでも臨床家としてできるだけ客観的で公平な立場を保ちたいという思いがある。しかし過誤記憶がいつ，どのように生じるかについて

私たちはこれまで以上に知る責務があると考える。その一番の根拠は以下に述べる冤罪に関わる問題である。

米国では1992年にInnocence Projectという非営利団体が作られ、DNA鑑定などをもとに虐待の冤罪を着せられた人たちの支援活動をしている。Innocence Projectの英文ホームページによれば、これまで337人ほどを釈放させたという。それらの例の少なくとも69%で、「目撃者」たちによる過誤記憶に基づく証言が有罪の根拠とされていたとのことである。

しかもこの数字は米国においてDNA鑑定ができるようになって以降の事件に限ったものであり、それ以前に存在した可能性のある冤罪の数は計り知れないという。そして同様のプロジェクトは他の諸外国にも広がっているというのだ。

これらの冤罪の例は過誤記憶がいかに深刻な被害を及ぼすかの極めて具体的な例と言える。しかもそこにはあからさまな過誤記憶、つまり無から創り出されたような、ある意味で「純粋」な過誤記憶のみが関与しているとは限らない。それまで曖昧であった記憶の確からしさの感覚が増強されることによる、いわば「自己欺瞞的」な過誤記憶（後述）もそこには関与している。

私たちの心は「Aさんだったような気がする」という記憶を「Aさんだったことは確かである」に知らず知らずに変えてしまう傾向を多かれ少なかれ有している。より多くの冤罪の被害者を救うためにも、この「蘇った」過誤記憶の問題を明らかにして行くことは急務なのである。

記憶の脳科学と再固定化の問題

蘇った記憶や過誤記憶について理解するにあたり、記憶が脳内でどのように形成されるかについて知っておく必要がある。その際有用なのがいわゆるニューラルネットワークモデルに基づく理解である。このモデルでは人間の脳が一千億ともいわれる膨大な数のニューロン（神経細胞）による網目状の構造をなしていると考える。そこでの情報処理過程が心の活動ということになる。そして過去の出来事を想起することとは脳に分散されて存在する数多くのニューロンが結び付けられてネットワークを形成し、同時に興奮する現

象と考えられる。

　私たちがある出来事を経験すると，特に強く感情が動いた際には海馬や扁桃体にその記憶の核となるネットワークが形成される。それが記憶の形成の始まりだが，それはすでに存在していたニューロンの間の結び目（シナプス）がより太いつながりを持つことで可能となる。具体的にはそのシナプスを形成する材料となるタンパク合成が行われるのだ。

　土木工事を思い浮かべよう。ある川の幅を広げるためには，ブロックなどの建材を積み上げる作業が必要であるが，記憶の際のシナプス形成もタンパク質というブロックが必要である。このことは，動物実験においてある学習をさせる際にアニソマイシンなどのタンパク質合成阻害薬を投与することでそれが阻害されるという研究結果から明らかになった。そして土木工事でブロックを積み重ねるのと同様，タンパク合成にはある程度の時間を要するために，記憶は一瞬にして成立することはない。またあらゆるインフラストラクチャーに経年劣化が見られるのと同様，想起されないことでシナプス結合は徐々に劣化し，記憶は失われていくという性質を持つのである。

　このモデルに従って，ある事柄を想起するとはどういうことかを考えよう。たとえば高校の卒業式のことを私たちが「覚えている」と感じるとする。私自身にもかすかに記憶がある。そしてその時体験したさまざまな事柄，「仰げば尊し〜♬」のメロディー，クラスメートとの別れの握手や先生方の笑顔などが徐々に浮かんでくる。それは視覚，聴覚，触覚などあらゆる感覚様式による情報を含むが，それらは脳の視覚野や聴覚野，体制感覚野などさまざまな部位でバラバラに蓄えられている。そしてある事柄を想起するとは，それらが一挙に一つに結びつけられる状態と見なすことができるのだ。

　ここで物事の想起される過程を説明するモデルを紹介したい。それは「活性化拡散モデル spreading activation model」（Collins & Loftus, 1975）と呼ばれるものである。このモデルは，想起とはある一つの事柄からの連想という形で波紋が広がるようにニューロンが活性化されていくという現象であることを示す。

　上の卒業式の例では，思い浮かべた友達の一人に意識を向けると，今度はその友達に関するさまざまな思い出がよみがえることになる。このモデルに

従えば，ある事柄の記憶内容に一定の限界を想定しにくいということも意味する。一つの記憶の想起により派生した連想も，その想起内容に含み込まれていくというプロセスを想像するとわかる通り，そのネットワークのすそ野は知らぬ間に広がっていく可能性があるのだ。

　この想起と記憶の改変に関して最近明らかになったのが，いわゆる「記憶の再固定化」という現象であり，私もすでに別所で紹介している（岡野，2015）。これについては東大の喜田聡先生のグループの研究が有名である。

　喜田ら（Fukushima, et al., 2021）によれば，記憶はそれを思い出すということで一時的に「不安定」になる。つまり可塑的になり，それがその後さらに増強される（より強く記憶される）か，消去される（忘れていく）かの岐路に立たされるというのである。

　記憶の想起に関する問題はジグソーパズルの比喩を用いると分かりやすいかもしれない。ある記憶をパズルの一つのピースと考える。その記憶を想起するとは，それまで収まっていたピースの一つが外されるようなものだ。そしてその内容を思い出しているうちに，そのピースの縁の部分が柔らかくなり，変形したりするのだ。するとそのピースはもとの位置にがっちりとは収まらずに外れやすくなったり，周囲のピースと摩擦を起こしたりしながら，脳内に再び治まるのである。

　喜田グループによれば，記憶がさらに強く固定（「再固定」）されるか否かを決定する上で重要な役割を果たすのが，そのピースが外されている（想起されている）間の時間であるという。彼らはマウスを明，暗の二つの檻に入れて嫌悪刺激（電気ショックなど）を与えるという実験を行なった。そしてその嫌悪刺激を思い出させる時間が3分以内などの短時間であれば，それはかえって増強されるのに対し，それが適度に長いと（たとえば10分以上）マウスはその記憶を失う傾向にあることを発見したのだ。

　この動物実験により示された記憶の再固定化という概念は記憶と想起に関する重要な示唆を与えてくれる。それは私たちの記憶は，想起するごとに徐々に形を変えていくという可能性を示していることになる。いわば伝言ゲームで最初の言葉が変形していくように，記憶も思い出されるたびに一部が誇張され，一部が薄れていくという形で，当初の体験とは多少なりとも変形

されていくという可能性を示しているのだ。

　これはとりもなおさず，過去の記憶が「誤って想起される」という可能性を如実に示していることになる。しかもそこに他者からの暗示や新しい情報の追加ということも特になく，ただ何度か思い返すということをしているうちに徐々にその内容が歪曲されていくという形で生じる可能性があるのだ。

　さらにこの実験は，臨床的にとても大きな意味を持つ。ある種のトラウマ記憶を短時間思い出しただけではそれは消える方向にはいかない。むしろ再固定化，つまり増強されてしまうのだ。そこでどうせ思い出すなら，安全な環境で一定以上の時間思い出す必要がある。すると今現在の安全な環境においては脅威ではないということを脳が学習し，それによりそのトラウマの記憶は弱まっていく（やがて消去される）ものと考えられる。そしてこの考え方が持続的暴露療法の基本になっている。

過誤記憶の植え付けは可能か？

　ある意味ではここからが本章のもっとも重要なテーマとなる。ここでの問いは，「過誤記憶は人工的に，それも健常人に作り出すことができるのであろうか？」である。

　結論から言えば，条件さえ整えば，かなりの割合で過誤記憶が生まれる可能性がある。それを示す研究結果が得られているのだ。

　私たちは過去の出来事を徐々に歪曲し，あるいは誤って想起することがあることはすでに見たが，他者からさまざまな影響を受けることでさらに大きな歪曲を伴った過誤記憶が成立する可能性があるのだ。もちろん特別な働きかけを行ったすべての場合に過誤記憶が生じるわけではない。しかしさまざまな実験から，私たちが考える以上に高頻度でそれが生じることが明らかになっている。

　たとえば海軍でのサバイバル訓練の例が挙げられる（以下，Shaw, 2016より）。ある研究によれば，被験者たちは模擬的に捕虜にされ，特定の人物に厳しい尋問を受ける。その後に彼らは実際とは異なる尋問者の写真を示された。やがて解放された被験者たちは，何と84〜91％の率で，写真で見せら

れた人物を実際の尋問者として報告したという。

　さらにはその尋問に関連した具体的な情報についても，質問の仕向け方により過誤記憶が生み出されたという。たとえばそこに電話機はなかったにもかかわらず「尋問者は電話をかけることを許可したか？」「その電話機について描写せよ」と問われただけで，98％の被験者は，そこに電話機があったと証言したという。

　これは過誤記憶が成立することを示す実験の一つであるが，それを増幅するようなさまざまな手続きがありうるという。たとえば体験の内容を文章化することで，その正確さが損なわれるという研究がある。

　これについても興味深い実験が以下のように紹介されている（Shaw, 2016）。被験者に30秒ほどある人物の写真を見せ，二つのグループに分ける。そして一つのグループにはその写真の人物を言葉で描写してもらい（たとえば髪の毛が茶色，目の色が緑，唇が薄い，など），もう一つのグループにはそれを求めなかった。そして数日後にその写真をどのくらい覚えているかを調べると，書き留めてもらった人の正解率は27％で，それを求められなかったコントロール群は61％であったという。つまり言葉で描写することを求めた方のグループに，より大きな記憶の歪曲が起きたのだ。この種の実験もいろいろな研究者により追試され，色や味，音などについても同様の結果が出ているという。

　このように言葉にするということは記憶内容をかなり限定し，歪曲することに繋がりかねない。体験を忘れないように文章に書きとめるということ自体が過誤記憶を生み出す可能性があるのだ。これらの研究はFMSFが糾弾したような虐待の虚偽記憶を生み出すプロセスが可能となることを実証しているといえるであろう。

過誤記憶を助長するいくつかのファクター

　このように過誤記憶は人工的に成立し得るが，それを助長する幾つかのファクターがある。それを以下に示そう。

催眠による働きかけ

　想起された記憶と虚偽記憶について考える上で催眠は欠かせないテーマである。テレビ番組などで催眠術者が被験者に深い催眠をかけ、それまで思い出すこともなかった子ども時代のあるエピソードについて滔々と語るというようなシーンを見た方もいらっしゃるかもしれない。これは実際に可能なのだろうか？

　ある研究によれば、アメリカの大学生の44％はそのような現象を信じているという。ところが研究結果はその実証性を示してはいない。いわゆる退行催眠（催眠状態で年齢を遡らせる施術）による実験もその信憑性は疑わしいとされる（Shaw, 2016）。

　ボストン大学のTheodore Barber（1962）によれば、退行催眠をかけられた被験者の多くが子どものようなふるまいをし、その時代の記憶を取り戻したと主張したという。しかし詳しく調べてみると、その「退行した」被験者が見せた反応は、子ども時代の実際の行いや言葉、感情や認識とは一致しなかったという。

　Barberの主張によれば、被験者たちには子ども時代を追体験しているかのように感じられたのだろうが、実はその体験は再想起された記憶というより、むしろ創造的な再現だったという。同様に、心理療法中に暗示的で探るような質問に催眠術を組み合わせると、複雑で鮮明なトラウマの過誤記憶が形成される可能性があるという。

　以上が一般の心理学における一つの見解であることは了解したとしても、一つの重大な問題が生じる。退行催眠が可能な人の中に、DIDを有する人が混じっている可能性はないだろうか？　催眠にかかりやすい人として、実は解離性障害を有している人を拾ってはいないだろうか？

洗　脳

　洗脳という言葉はネガティブな印象を与えるため、最近は感化influenceという表現を用いることの方が多い。この感化は、実は私たちが日常的に多少なりとも体験していることでもある。私たちは「自分は洗脳などされてはいない」と思いがちである。しかしこの日本という国に生まれてごく当たり

前に生きているだけで，すでに数多くの考えを前提とし，あるいは信じ込んでいるものだ。

　信仰などもその感化の一例と言えるが，国際問題，自然環境問題，防衛問題など社会的な論争を引き起こすあらゆるテーマにおいて，私たちは多くの場合一定の立場を取っている。そしてそれと異なる立場の主張に関しては，誤った主義主張に感化された状態と見なす傾向にある。お互いに相手をそのように見なしているのだ。

　このように考えれば私たちのほとんどが，ある種の洗脳状態にあることになる。私たちはある考え方をいったん受け入れると，それを無自覚的にかなり頑強に守る傾向があるということだ。それらのうちいくつかは程度の差こそあれ，洗脳ないし感化と同等の現象といえるだろう。

　ちなみにこの感化には報酬系が深く絡んでいると考えられる。かつて日本社会を震撼させたある教団の元信者がインタビューに応じるのを見たことがある。彼は刑に服した後も，元教祖との間柄について問われると，陶然とした表情になり，いかに元教祖に自分を初めて受け入れてもらい，生きる目標を与えられたかを熱心に語り始めた。つまり洗脳状況ではある思想や思考を持つことは強烈な快感でもあるという意味で，一種の嗜癖と考えてもいいだろう。だからそこからなかなか逃れられないのである。

サブリミナル効果

　サブリミナル効果とは，意識に上らない程度の刺激を与えられることで人間の行動に変化が生じる現象を指す。下記の1950年代の有名な実験以来，このテーマの研究はいろいろ行なわれているが，今後さらなる探究が望まれる現象である。

　しばしば例に挙げられる1957年のJames M. Vicaryの調査とは次のようなものだ（Shaw, 2016）。彼は米国ニュージャージー州のある映画館で上映中のスクリーン上に，「コカコーラを飲みなさい」や「ポップコーンを食べなさい」というメッセージが書かれた映像を1/3000秒ずつ5分ごとに繰り返し映写した。するとコカコーラについては18.1％，ポップコーンについては57.5％の売上の増加がみられたというのである。

この実験結果は大きなセンセーションを巻き起こしたが，後の追試ではそのような効果はなかったとされる（Fullerton, 2009）。1958年2月に，カナダの放送局CBCが行った実験では，ある30分番組の最中に「telephone now（今すぐお電話を）」という一瞬だけのメッセージを352回にわたり映してみたが，誰も電話をかけてこなかったという。さらには放送中に何か感じたことがあったら手紙を出すよう視聴者に呼びかけたが，500通以上届いた手紙の中に，電話をかけたくなったというものはひとつもなかったというのだ。

　後になりVicaryは，アメリカ広告調査機構の要請にも関らず映画館での実験の内容と結果についての論文を発表せず，また数年後にはVicary自身が「マスコミに情報が漏れた時にはまだ実験はしていなかったし，データも不十分だった」という談話を発表した。また一部にはこの実験そのものがなかったという指摘もされているという。

　ただしその後もサブリミナル効果の存在を示すような信憑性のある実験結果は報告されている。たとえばBerridge & Winkielman（2003）による実験では，参加者を募って3つのグループに分け，彼らが気が付かないようなほんの一瞬，3枚の写真のどれかを見せたという。それぞれ笑顔と中立的な顔と怒った顔が映った写真である。そしてその後フルーツ飲料を自分で好きなだけ注がせた。その結果，笑顔を見せられた人たちは，それ以外の人たちに比べて50％ほど多くフルーツ飲料を自分のグラスに注いだという。

　以上のようにサブリミナル効果の信憑性は不確かであるが，この問題は精神分析の世界ではより差し迫ったテーマとなり得る。S. Freudは，通常無意識の内容として考えられるのは心の奥底に意識されることなく蠢いている本能や願望やファンタジーなどであるとした。また無意識における思考プロセスを一次過程と呼び，それは「知覚同一性」（充足体験が得られたという幻想の獲得）を目指し，圧縮や置き換えや象徴化などの操作が関わるとした。そして夢において極めて特徴的な心的プロセスが働き，いくつかの単語が組み合わさるといったいわば化学反応のような現象が脳で生じて，それが症状として表れるという説明を行った。

　Freudの考え方は最近のサブリミナルメッセージの研究と重なりあう。たとえば歌に組み込まれた「バックマスキング」（逆向きに再生すると現れる

メッセージ）が効果を発揮するという研究もある（Blecha, 2004）。たとえば
「ルイテレワノロハエマオ」と聞いた人が，なぜか背筋がゾッとしたとする。
これは逆向きに読むと「お前は呪われている」となり，無意識によってパズ
ルが解かれ，ヒヤッとするという理屈である。

　しかし実際にはその種のメッセージにどの程度サブリミナル効果があるか
自体が議論の対象になっている段階である。そしてそれはFreudが想定した
ような無意識による一次過程の影響と同じレベルの問題と言えるだろう。こ
のようにサブリミナル効果の問題の複雑さは，精神分析的な心の理論をどの
ように臨床に位置付けるかという問題とも連動しているのである。

自己欺瞞

　人はかなり頻繁に，自分自身にとって都合のいい嘘をつく。そしてそれを
いつの間にか本当のこととして処理してしまう傾向もある。これをここでは
自己欺瞞による虚偽記憶と呼ぼう。この問題について，私は別の著書で論じ
たことがある（岡野，2017, p.126〜7）。心理学者Dan Arielyは，人がつく嘘
や，偽りの行動に興味を持ち，さまざまな実験を試みつつ論じている。

　Arielyは，従来信じられていたいわゆる「シンプルな合理的犯罪モデル」
（Simple Model of Rational Crime, 以下，SMORC）を批判的に再検討する。
このモデルは人が自分の置かれた状況を客観的に判断し，それをもとに犯罪
を行うかを決める，というものだ。つまり露見する恐れのない犯罪なら，人
はごく自然にそれを犯す，という考え方である。このSMORCは人間の性悪
説に基づく仮説であり，以前から存在していた。

　しかしArielyのグループの行ったさまざまな実験の結果は，このSMORC
を肯定するものではなかった。彼は大学生のボランティアを募集して，簡単
な計算問題を出し，その正解数に応じた報酬を与えるという実験を行った。
その際正解数を第三者が厳しくチェックした場合と，自己申告をさせた場合
の差を見た。すると前者が正解数が平均して「4」であるのに対し，自己申
告をさせた場合は平均して「6」と報告された。つまり自己申告では2だけ
水増しされていることがわかったという。

　さらに正当数に応じた報酬を高くした場合には，それにより後ろめたさが

増すせいか，虚偽申告する幅はむしろ減少したという。また道徳規範を思い起こさせるようなプロセスを組み込むと（たとえば「虚偽の申告をしないように」，という注意をあらかじめ与える，等）それによっても虚偽申告の幅は縮小した。その結果を踏まえて Ariely は言う。

「人は，自分がそこそこ正直な人間である，という自己イメージを保てる限りごまかす」。

そしてこれがむしろ普通の傾向であると主張したのである。つまり私たちはたいてい「弱いうそつき」なのだ。

もう少しわかりやすい例をあげよう。あなたが釣りに行くとしよう。そして魚が実際には4尾釣れた場合，あなたはさほど良心の呵責なく，つまり「自分はおおむね正直者だ」いう自己イメージを崩すことなく，人に「自分は6尾釣った（ということは釣った2尾は逃がした，あるいは人にあげた，と説明をすることになる）」と報告する。それくらいのことは，ごく普通に，あるいは「平均的に」するというのである。

話を「盛る」という言い方を最近よく聞く。私たちは友人同士での会話で日常的な出来事を話すとき，結構「盛って」いるものだ。それはむしろ普通の行為と言っていい。「昨日の私のプレゼン，どうだった？」と人に聞かれれば，私たちの多くは「すごく良かった」というだろう。食レポなどを聞くと，「すごくおいしい！」などと，この傾向はさらに顕著であろう。たとえ心の中では「まあまあ良かった」でもそのように言うものである。相手の心を気遣うとそうなるのがふつうであり，このような「盛り」をしなければ社会性がないと言われるだろう。そしてこれは日本文化に限ることではない。

このような，いわば社交辞令としての「盛り」以外にも，私たちは日常のエピソードを話す時は，「昨日すごくびっくりしたことがあった！」などと，やや誇張して話すものである。これなどは「弱い嘘」よりさらに弱い「微かな嘘」とでも呼ぶべきであろうか。そして「魚が6尾（本当は4尾）」はその類，あるいは延長上にあるものと考える。

この自己欺瞞による嘘は，単なる嘘とは違い，それを事実として確信することに一歩近づいていると言えるだろう。つまりそのような場合，私たちはその虚偽性をどこかで意識しつつ，同時に否認しているところがある。そし

てそれが本格的な虚偽記憶に移行する素地を提供するのである。なぜなら「魚を6尾釣った」と公言することで，前述した言語化による記憶の歪曲はより成立しやすくなるからである。そして数週間後，あるいは数カ月後，この嘘は実際に魚を6尾釣ったという記憶に置き換わる可能性があるのである。

解離とトラウマ記憶の問題

　本章の最後に解離とトラウマ記憶の問題について述べたい。蘇った記憶や過誤記憶について考える際，トラウマ記憶の問題は特に重要である。私たちがトラウマ，すなわち心的な外傷となる出来事を体験した際に，その記憶は通常の記憶とは異なる振る舞いを見せることが知られている。このことはトラウマの臨床，すなわちPTSDや解離性障害などの症状の治療に携わる者にとってはなじみ深い。ただ本章でこれまで論じてきたような一般心理学の立場からはその点が十分に把握されているとは言い難い。では一体トラウマ記憶は通常の記憶とどのように異なっているのであろうか？　そしてそこに解離の機制はどのように関与するのであろうか？

　2001年にPorter & Birtは"Is Traumatic Memory special?"（トラウマ記憶は特別だろうか？）という論文で，通常の記憶とトラウマ記憶にどのような差がみられるかについて研究を行った（Porter & Birt, 2001）。彼らは306人の被験者に対して，これまでの人生で一番トラウマ的であった経験と，一番嬉しかった経験を語ってもらった。すると両者の体験の記憶は多くの共通点を持っていた。つまり双方について被験者は生々しく表現できたという。またよりトラウマや嬉しさの程度が強い出来事ほど詳細に語ることができた。

　この実験をもとに彼らはそれまで一部により唱えられていた説，すなわち「トラウマ記憶は損われやすい」という説は否定される，とした。さらにトラウマ記憶が長期間忘れられていた後に蘇ったのはわずか5％弱であり，嬉しかった記憶についてもそれが長期間忘れられていた後に蘇ったという報告は2.6％の人に見られたという。

　この研究ではまた長期間忘れていた後に想起されたトラウマに関して聞き取りをしたところ，それらの記憶の大部分は無意識に抑圧されているわけで

はなかったという。それらはむしろ一生懸命意識から押しのけようという意図的な努力，すなわち抑制suppressionという機序を用いたものであったというのだ。

　この学術的な研究からは，トラウマ記憶が抑圧され，後に治療により回復される，という理論は概ね誤りであるという結論が導かれる。

　しかし実は一時的に失われていた記憶が治療により，あるいはそれとは無関係に蘇るという現象は，精神科の臨床では稀ならず見られる。それはトラウマを扱う多くの臨床家にとってはむしろ常識的な了解事項とさえいえる。これはいったいどういうことであろうか？　ここで一つの臨床事例を提示しよう。

臨床事例

　　ある20代の男性Ａさんは，仕事場での業務が量，質ともに過酷さを極めたために，身体的な異常をきたした。そしてとうとう自宅療養を余儀なくされた。しかし実はその自宅療養に至る前の数カ月間，彼は職場で上司から深刻なパワハラを受けていた。ただ休職に至った時点では過去数カ月間の記憶もかなりあいまいになっていたのである。

　　Ａさんは職場からのストレスから解放されて自宅での療養生活を始めたころから，見慣れない景色や体験した覚えのないエピソードを夢に見たり，あるいは覚醒時に突然それらに襲われたりするという体験を持った。それを手繰っていくにつれて，それらが過去数カ月の間に実際に起きていた出来事の断片らしいことが判明した。そしてその内容は後に客観的な証拠（同僚の証言や本人が書いていた行動記録のメモなど）により実際の出来事に合致していることが分かった。つまり彼は数カ月間に起きたトラウマ的な出来事をそれまでは「忘れて」いたことになる。

　このような例は実は臨床ではかなり頻繁に出会う。すなわち先ほどのPorter & Birtの結論は間違っていると言わざるを得ない。

　このようなプロセスに主として関係しているのが，解離という現象であり，あえて直感的な表現をすると，心がある特殊なモード（解離状態）になり，少なくともその間に起きたトラウマ的な出来事に関する記憶が，脳の中の意識的に取り出す（想起する）ことができないような場所に留められるの

である。そしてそれはその出来事に関連した何らかのトリガーにより，あるいはその出来事の際の解離状態に戻った時に限り想起されるのだ。

この解離状態は精緻化されて一つの人格にまで発展することがある。するとXさんという人格の時に体験した事柄は，Yさんという別の人格の時には思い出すことができない，といった状態が生じることになる。それがDIDである。この状態では一定期間忘れていた記憶が蘇るという現象はそれこそ日常的におこっていると言えるであろう。

DIDの患者の中には内部に子どもの人格を抱えている人が多く存在する。それらの人にとって催眠によって（あるいはそれによらないでも）子どもの人格が出現して幼少時の体験を話すということは特に珍しいことではない。先に述べたボストン大学のTheodore Barber（1962）の退行催眠の実験も，被験者の一部にDIDの患者が想定されるとしたら全く異なる解釈が可能になるのである。

ここで注意が必要なのは，これまで述べた抑圧と解離とは異なる現象であり，概念であるということだ。抑圧とはある事柄を考えまいとする心の働きとしてFreudが100年以上前に提唱したものであるが，実験心理学においてはそのような現象が存在するかの議論はいまだに分かれている。特に抑圧が，それとは異なる抑制と混同される可能性については，前出のPorter & Birtの研究などに示された通りである。

以上述べたとおり，解離という機序を介してトラウマ記憶が蘇るという現象は明白に存在するのだ。ただしここに複雑な事情がある。それは解離の機制により形成され，後に蘇ったと思われる記憶内容に関しても，現実の内容と照合できなかったり，実際にありえないような内容であったりもすることもあり，本章で示したようなサブリミナルな影響やその他の感化による過誤記憶と見なすべきものが含まれるのである。

最後に

本章ではトラウマとの関連で蘇った記憶や過誤記憶についての最近の考え方について論じた。この問題についてはさまざまな立場が存在し得るが，過

去の記憶が蘇ったと当人に感じられる出来事も，それが過誤記憶である可能性が常にあるという事情は示せたであろう。そして最後に示したように，これらのテーマについて論じる際は，多義的であいまいさを持つ抑圧という概念よりは，解離の機制を用いることでより整合的な議論ができるのである。ただしもう一世紀以上も用いられている抑圧の概念に比べて解離はまだ十分に理解されているとはいえず，臨床の場面においてのみその意義が認められているという部分があるという点を付け加えておきたい。

第5章　トラウマと健忘

　本章ではトラウマと解離性健忘について論じる。前章で見たように記憶は後に想起される際に多くの修飾を受け，いわゆる過誤記憶が形成される場合もある。そしてそれはトラウマ的な出来事においてとくに生じやすい。

　本章ではそもそもある出来事が想起されないという現象，すなわち「健忘」がすでに臨床的に認められ，それが解離という機制により生じている場合について考える。いわゆる解離性健忘と呼ばれるものであるが，その性質および臨床的な取り扱いは大きな課題となることは言うまでもない。

解離性健忘の特徴

　過去に起きた出来事を思い出せないという現象は，程度の差はあるものの私たちに日常的に生じている。昔起きた何らかの出来事について，一緒にそれを体験したという誰かの話を聞き「え，そんなことあったっけ？」と驚きを持って聞き返すことがあるだろう。私たちは過去の出来事についてすべてを記憶することは不可能であるし，またその必要もない。過去の出来事を忘れることができないという問題を抱える例（いわゆる超記憶症候群 hyperthymesia）も知られている。

　私たちの記憶は，通常は人生を支え実生活に役に立つものである。そのために日常生活上の体験のうち，不要なものは忘却され，必要なものが残っていく傾向にある。一般的にはある体験は，その人により大きな情緒的な反応を引き起こすことで，それが記憶として残る可能性も高まる。

　ある出来事がその人に大きな喜びを与えたり，逆に悲しみや驚きを引き起こすとき，その記憶は脳の扁桃体という部分によりいわばタグ付けされることになり，それだけ長期記憶に残りやすい。ただしどの体験がその人に情緒

的な意味を持つかには大きな個人差がある。だから上述のように何人かの人が同じ体験を持ったとしても，何年後かにそれを克明に覚えている人もいれば，きれいさっぱり忘れてしまう人もいるということが起きる。

　ところが過去において重要な意味を持ち，当然覚えているべき出来事が当人の記憶からすっぽり抜け落ちてしまう場合がある。事情を知っている周囲の人もそのことに驚き，当人もそのことに当惑を感じたりする。そこに薬物の使用や頭部外傷等の器質因が伴わない場合，解離という仕組みの働きが想定され解離性健忘という診断名が浮かび上がってくるのである。

　解離状態においては，脳が体験を通常の仕方で記憶にとどめることができない。そしてその結果として体験を想起できない現象を解離性健忘と呼ぶのである。また解離性同一性障害の場合には，ある人格状態で記憶されたことを，後に別の人格状態になった際に想起できないということがしばしば生じる。

　ただしこの「健忘」という用語は，実は不確かなものであることを認めざるを得ない。なぜならそれは，記憶が頭の中のどこにも残っていない状態とも異なる可能性があるからだ。その記憶は通常のエピソード記憶とは異なる形で脳内に残っていて，ふとしたきっかけで急に蘇ってくる場合もある。その場合は健忘というよりは「想起不能状態」という表現の方が適切かもしれない。

　もっとも，健忘と「想起不能状態」を明確に区別できる可能性は比較的少ない。なぜなら健忘がある時点で生じている場合，その人が将来何らかのきっかけで出来事を想起するかどうか，すなわち純然たる健忘ではなく「想起不能状態」であるかどうかは，その人が一生を終えるまでは（あるいはそれ以降も）わからないからである。

　解離性健忘（ないし想起不能状態）を引き起こす出来事は，その人にとって大きな意味を持つ，すなわち心的な負荷を及ぼすような，驚きや恐怖等を伴うトラウマとして体験されていることが多い。ただしトラウマ体験が驚きや恐怖などではなく，離人感や非現実感などの解離症状，ボーっとしたり意識が薄れる感覚を伴う場合もあることに注意すべきであろう。

　なお類似の健忘は解離以外でも生じることが知られている。たとえば飲酒

52 第Ⅱ部 トラウマと脳 - 心

をして酩酊した際，あるいは何らかの薬物を使用した場合，あるいは入眠時などの半覚醒状態などでは，そこでの出来事を明確には想起できない場合がある。これらの状態も「脳の状態が通常のそれとは異なる」結果として生じているが，これらは，アルコール性，薬剤性の健忘，ないしはブラックアウトと呼ぶことが通常であり，出来事が後になって想起される可能性も少ない。

解離性遁走があるかないか，という違い

解離性健忘は，空間的な移動を伴う場合があり，それを「解離性遁走」と呼ぶ。解離性遁走とは自分自身のアイデンティティの感覚を喪失し，数日〜数週間ないしはそれ以上にわたって，家，職場，または重要な他者のもとを突然離れて放浪する。「自分は誰か」という自覚もなくしているため，帰宅する努力をせず，時には何カ月も時間が経過することがある。

DSMやICDの以前の版（すなわち2000年のDSM-IV-TR及び1990年のICD-10）ではこの解離性遁走は独自に一つの疾患として提示され，それとは別個に解離性健忘という診断が掲げられていた。しかしこれらの最新版（2013年のDSM-5および2022年のOCD-11）では解離性遁走は解離性健忘の下位に分類されることになった。

そこにはいくつかの理由があったとされる。解離性遁走は，遁走した当人が見知らぬ場所で自分自身を取り戻した時に当惑し混乱することで社会の耳目を集めて事例化しやすく，そのためかつては独自の疾患とされていた。しかしもちろん遁走を伴わない解離性健忘も数多く存在し，遁走を伴う解離性健忘と伴わないそれを明確に分ける必要もないという理解が主流になったのであろう。

私自身は解離性遁走は独自の病理を有し，通常の解離性健忘とは分けて考えるべきと考える。突然解離が生じて自分を規定するさまざまな諸条件から解放された時に，人は自ずと放浪する性質を有しているのではないだろうか。また解離性遁走と解離性健忘の病態は似て非なるものではないかとも思う。それは以下の理由からである。

改めて考えてみよう。解離性健忘とは，「現在の主体」がある過去のこと

がらを想起できないということだ。他方その出来事が起きた当時の主体(「その時の主体」と呼ぼう)はおそらく何が起きているかを把握していたであろうから，その病理性を問われることはない。なにしろ「健忘」はまだ生じていないからだ。つまり問題は，健忘している現在の主体と，その時の主体が別々の存在であり，両者が「解離」していることにある。そして病理性が問われているのは，現在の主体の方である。

　一方，解離性遁走の場合はどうだろう。上述の議論に沿えば，「その時の主体」が病理性を問われていることになるのだ。つまり一般的な(つまり遁走を伴わない)解離性健忘と逆の関係にある。

　解離性遁走では遁走中の「その時の主体」の病理性とはいかなるものだろうか？　遁走の間の出来事は後に想起されることは極めて少ない。遁走中の主体はいわば朦朧状態であり，その時に職務質問を受けたとしても，満足な答えができない可能性がある。そしてそこに解離性健忘と解離性遁走を別物として扱う根拠があると私は考えるのだ。

解離性健忘の種類

　解離性健忘は，限局性健忘，選択的健忘，系統的健忘，全般性健忘等に分類される。

　限局性健忘：限定された期間に生じた出来事が思い出せないという，解離性健忘の中では最も一般的な形態である。通常は一つの外傷的な出来事が健忘の対象となるが，児童虐待や激しい戦闘体験，長期間の監禁のような場合にはそれが数カ月または数年間の健忘をもたらすことがある。

　解離性健忘はまた，健忘していることの自覚のなさを伴うことが多い。成育史上記憶にない部分がかなり大きいにもかかわらず，そのこと自身を考えなかったり無視しようとしたりする。あえて記憶が欠損している部分について思い起こしてもらおうとすると不安になったり，否認をしたりすることもある。また当人は記憶欠損の重大さを過小評価していることが多い。

　選択的健忘：ある限定された期間の特定の状況や文脈で起きた事柄を想起できない。たとえば職場で働いていた記憶はあるが，そこで上司からトラウ

マを受けたことを思い出せない，などである。

系統的健忘：ある文脈についての記憶のみ想起できない。たとえば学校の
クラブ活動でトラウマ体験があった場合，その頃の生活全般は想起できても，
そのクラブ活動にかかわった顧問や仲間，あるいはその活動そのものを思い
出せないということが生じる。しかし同時期のその他のことは想起できるた
めに，当人が健忘の存在そのものに気が付かないこともある。

全般性健忘：自分の生活史に関する記憶の完全な欠落である。突然発症し，
一定の期間（通常は数時間から数日，時には数カ月も及ぶ）しばしば放浪な
どの空間的な移動を伴う。そして我に返った時には自分の名前さえも想起で
きないことも多い。

どのような経過をたどるか

ここでは全般性健忘の取る経過について特に述べたい。全般性健忘は，か
つてはわが国では全生活史健忘とも呼ばれていた。その中でも特に臨床的
に注意が喚起されるのが，遁走を伴うもの（解離性遁走）である。その健忘
の対象は当人の生活史全体（幼少時からの全体，ないしはその一部）に及ぶ。
通常その発症は突然であり，そのために社会生活上の混乱を招くことが多い。

典型的な例では仕事でのストレスを抱えていた青年～中年男性が通勤途中
で忽然と行方をくらまし，しばらく遠隔地を放浪したり野宿をしたりして過
ごす。意識混濁を伴った解離状態ないしトランス状態が，通常は数時間から
数日，時には数カ月も及ぶ。そして我に返った時には自分についての個人史
的な情報，時には名前さえも想起できないことがあり，当人は通常は非常に
大きな困惑感を持つ。

発見された時点で救急治療の対象となることが多く，しばしば器質的な異
常が疑われて種々の検査（MRI，脳波その他）が行われるが，通常は何も異
常を発見できない。帰宅後も家族や親を認識できず，社会適応上の困難をき
たすものの，記憶の喪失による当惑以外にはうつ症状を含めた精神症状は見
られないことが多く，通常は平穏に社会適応を回復していく。

遁走から戻って以降の記憶は通常保たれるが，それ以前の失われた生活史

の記憶は，回復の程度やタイミングに大きな個人差があり，遁走の期間も含めた幼少時からの記憶全体が戻らず，自分の両親や妻子さえもそれと認識できないまま時を過ごす場合もある。事例によっては発症時までの記憶を徐々に，ないし突然回復するが，遁走していた時期の出来事を想起することはまれである。

　全般性健忘を呈する人の中にはそれ以前に解離性の症状を特に示さなかった人も多く，その後も同様の健忘のエピソードを示さずに一生を送ることも少なくない。ちなみに健忘の対象はエピソード記憶に限定され，過去に取得したスキルや運動能力（パソコン，自転車，将棋など）については残存していることが多く，それが適応の回復に役立つことが少なくない。

解離性健忘の治療

　ここでは全般性健忘や解離性遁走に対する治療について主として論じる。便宜的に以下の初期，中期，後期の三段階に分ける。第一期は安全や安定の確立，第二期はトラウマ記憶の想起とその処理，第三期はリハビリテーションや社会復帰が目標となる。

第1期　安全や安定の確立

　第一期では当人の置かれた状況の安全や安定の確立を目指す。可能な限り責任ある仕事や役割を離れ，ストレスのない安全な環境で過ごすことを心がける。その際に当人や家族に対する情報提供，今後の治療方針の説明を含む心理教育についても，必要に応じて行う。解離性健忘がトラウマやストレスをきっかけに起きる傾向にあること，ただし時にはそのような明らかなトラウマの体験が思い当たらない場合もあり，原因を必要以上に追究するべきではないことも伝えるとよい。そして解離性健忘は予後が比較的よく，繰り返されることも少なく，基本的には社会復帰を目指すことが十分可能であることを説明する。

　また記憶は何年かたって突然戻ることもあるが，それを期待したり記憶を甦らせようと本人や周囲が躍起になることは効果があまりなく，むしろ当人

のストレスを増すことになる可能性を伝える。当人には記憶の欠損以外に精神科的な症状は見られない場合が多いが，復職や社会復帰は急がずに，当人が好きだったり興味を持てたりする趣味その他の活動を中心に平穏な毎日を送ることを心がけるべきである。

　この時期には家族が当人への対応に戸惑い，疑問を持つこともあるために，家族へのサポートは特に重要である。当人が忘れたふりをして家族への責任を回避しているのではないかと疑う家族には，解離性健忘という疾患についての理解を十分に促し，それが故意や演技によるものではないことを伝える必要も生じてくるであろう。

第2期　外傷記憶の想起とその処理

　当人の社会復帰に応じて，当人の過去の生活歴における出来事を，知識として獲得したほうが適応上好ましい場合がある。本人の通った学校やそこでできた友達，当時はやっていた事柄や，社会状況などについて，治療者が力を貸しつつ振り返り個人年表を作ることも助けとなる。ただしそれは当人のストレスにならない限りにおいて進められる必要がある。またその過程で不可抗力的に過去のトラウマ的な出来事が想起された際はそれに応じた治療的な介入も必要となろう。

　健忘が生じた当時の生活や仕事の環境を振り返る中で，当人にとって大きなストレスになった可能性のある状況が明らかになり，今後はそれを回避しつつ人生を送る必要があるとの洞察が得られることもある。たとえば技術職として適応していた人が，昇進して管理職を任されたことでストレスが高じて解離性遁走が引き起こされた場合などである。解離性健忘が何らかのトラウマ的な出来事に引き続いて起きたことが明らかな場合は，自らのトラウマ記憶に向き合い，それにまつわる不安や恐怖を和らげ，それを克服することがこの段階での中心的な課題となる。これらの活動をしつつ，徐々に健忘以前の生活スタイルに復帰することを促す。病前に興味のあったことに関わることは，残存しているスキルを活用する意味では有効であろう。しかしそれがトラウマと結びついている場合は当然ながらその限りではない。また発症前に持っていた趣味や嗜好が取り戻せないことも多く，以前に適応していた

職業への復帰を目指すことは必ずしも目標とはされない。

第3期　リハビリテーションや社会復帰

　これまで不安や恐怖によって避けていた活動についても積極的に挑戦し，さまざまなストレスに対してうまく対処できるようになることを目指す。健忘の一方で当人の社会的な能力は保たれていることが多く，特に過去に獲得して失われていないスキルや能力を活用して社会復帰につなげる努力が重要であろう。抑うつや不安などの症状が見られなければ，健常人と同じレベルの社会適応を目指すことが可能だが，当人にとってストレスであるような状況を回避したうえでの人生設計が望まれる。

第6章　トラウマと感情

はじめに

　この章で取り上げるのはトラウマと感情というテーマである。私たちは日常的にさまざまな感情を体験しながら生きている。それは喜怒哀楽，すなわち喜び，怒り，悲しみ，楽しみといった感情に代表される。しかしそれ以外にも不安，恐れ，恥ずかしさ，羞恥心，後ろめたさ，などさまざまな感情を，ある時は単独で，しかし多くの場合はいくつかが複雑に絡んだものとして体験する。これらの感情とトラウマの関係はいかなるものなのだろうか？

　もちろん感情の問題がことごとくトラウマと結びついているというわけではない。しかし精神分析の祖Freudは比較的単刀直入に感情とトラウマの問題に取り組み，彼自身の回答を用意したのである。

　Freudの人生において感情は非常に大きな位置を占めていたことは間違いない。とはいえ私たちが目にするFreudの写真はどれも厳しい顔を見せ，そこにゆたかな感情，特に優しさや親しみはほとんど感じられない。私は精神分析家という立場上これまでかなりの数のFreudの写真を目にしているが，彼が笑顔で映った写真はほとんど思い出せない。

　しかし実人生におけるFreudは，稀なほどの情熱家であり人や物事への思い入れが深かった。友人であるWilhelm Fliessや弟子のSandor Ferencziに対しても情熱的な内容の手紙を多数送ったが，その分彼らとの決別の仕方も激しいものだった。

　Freudが最も興味を持った感情は，性的興奮や欲望に関連するものであった。これほど強烈で，彼の心を魅了しかつ惑わすものはなかったのであろう。エディプス葛藤の概念を生み出す過程で論じられた幼児期の母親への性愛性は，幼少時の彼が若き母親に対して身を持って体験していた可能性がある。

Freudは26歳の頃にMartha Bernaysとの運命的な出会いを体験し，一目で恋心を抱き，彼女との家庭を作るために研究者の道を捨てて臨床に転じる決断をした。彼はそれから4年ほどの婚約期間はMarthaとの間で禁欲を保ちつつ激しい情熱を持ち続けたが，結婚した後にも彼女への情熱を保っていたという記録はない。Freudはこの体験から「性愛的な情熱は思いを遂げるや否や消え去る」という現実的な側面を知ったのであろう。その教えは後に精神分析的な治療論に組み込まれて行ったが，この点についての論述は別の機会に譲ろう。

臨床家Freudのトラウマの発見──除反応から転移へ

臨床医になる決意をしたFreudは，先輩であるJoseph Breuer医師の導きのもとで修業を積む中で，感情に関する一つの興味深い体験を持つこととなった。そしてそこにはトラウマの問題が深く絡んでいたのである。

彼らが体験したのは次のことだ。当時ヒステリーと呼ばれていた患者の一部は，催眠を施して過去のトラウマ体験の回想を促すと，嘆く，悲しむなどの激しい情動を呈した後にヒステリー症状が劇的に改善したのである。いわゆる「カタルシス効果」，あるいは「除反応abreaction」と呼ばれる現象との出会いである。

過去のトラウマが情動を伴って想起されるというこの「除反応」は，あたかも溜まっている膿が吐き出されるようなイメージを与える。そしてこれがFreudが考えた精神の「量的因子quantitative factor」，すなわち情動の高まりやうっ滞が不快や病理に関与し，それが一気に解放されることが快感や症状の治癒に結びつくという理論であった。彼は，特に不安や恐怖や苦痛などのネガティブな感情がトラウマに関係していると考えた。

ただしFreudはこの「除反応」による治療を，常に患者に応用できるわけではないことにやがて気がついた。そもそもすべての患者が催眠にかかるわけではなく，またいきなりトラウマに切り込むよりは，むしろゆっくりと患者に連想を語ってもらうべきであると考えるようになった。それがいわゆる自由連想法であり，それを主たる技法として扱う精神分析療法もこうして確

60 第Ⅱ部　トラウマと脳 - 心

立したのだ。

除反応の現代的な問題

　ところで現代的な視点からは，Freudが発見した「除反応」については一つの問題がある。それは患者が激しい情動と共に過去のトラウマについて語ることが，かならずしも症状の軽減にはつながらないということである。むしろその激しい反応が再外傷体験となり，さらなるフラッシュバックを生む可能性がある。現在臨床的に行われている暴露療法（Foa, et al., 2007）も，トラウマを直接扱うとはいえ，この点を十分配慮したうえで慎重に行われているのだ。

　Freudに話を戻すならば，彼がこの「除反応」の経験を経て精神分析理論を生み出す過程で，実はある重要な理論上の転換点があった。Freudは当初，ヒステリー症状を呈する患者のすべてが，幼少時に現実に性的トラウマを体験したと考え，それをヒステリーの原因とみなした。ところが1897年のある時点で，患者が体験したのは，実は現実のトラウマではなく，性的なファンタジーであったという見解を取るようになる。いわゆる「誘惑論」と呼ばれるものであるが，これはFreudのトラウマ論の変遷を考える上で極めて重大な問題をはらんでいた。

　Freudのこの方針転換がどのような背景のもとに生じたかについてはさまざまな議論があるが（Masson, 1984），彼が最終的に至った考えは，トラウマの最も本質的な問題は，幼児が経験した性的興奮の高まりであるということであり，それが生じるためには，実際の性被害はかならずしも存在する必要がないということだった。

　情動の高まりやうっ滞がトラウマ的であるという図式は変わらないものの，高まるものは現実のトラウマに関係した不安や恐怖や苦痛などのネガティブな情動ではなく，性的なファンタジーに伴う興奮だとFreudは考えた。

　このFreudの新たな図式は「量的因子」に基づくエネルギー経済論とは整合性を保っていると言えるだろう。しかしそこに至ってFreudの考えるトラウマの概念は変質してしまったというのが私の基本的な考えである。

性被害がトラウマになるのは，何よりも被害者が侵害され，恐怖や痛みや傷つきの感覚を味わわされるからである。ところが性的な興奮の高まりがトラウマ的であると考えた場合，被害者は性的興奮を自ら体験したという意味でトラウマに加担したものととらえられてしまう可能性がある。Freud（1905）の有名な症例ドラは，明らかに既婚者の成人男性K氏から性的な加害行為を受けていたにもかかわらず，FreudはK氏に接近された際のドラの側の性的興奮の可能性を指摘し，それが症状形成の原因になっていたと解釈した。そしてそれはすでに被害者であったドラに対するさらなる追い打ちとなってしまったと考えられるのである。

　このFreudの理論に見られるような性的興奮に対する警戒やタブー視は，性愛に関する当時の社会の固定観念とも深く関連していた。幼少時の性的興奮は精神や身体にとって害になるという考え方が一般であり，また女性のマスターベーションは不貞であり，健康を害するとされていた（Maines, 2001）。そもそも婚姻前の女性が性的な興奮を覚えることそのものがヒステリーの原因と考えられていたのである。Freudも婚約時代のMarthaに対して，性的なことに対して極力無知であり続けることを望んだと言われる（Crews, 2017）。そして彼がMarthaを強く抱擁したことで性的な興奮を味わってはいないかと心配する手紙を送ったということである（Breger, 2000, p.94）。

　余談であるが，情熱家のFreud自身も女性から向けられた感情表現に大きな戸惑いを体験していたようである。ある女性患者が治療中に突然Freudの首に手を回し，その直接的な情緒表現に当惑したという逸話は有名である（Jones, 1953）。Freudはそれを自身に向けられたものと考えることに大きな抵抗を感じたようである。しかしその後Freudは，それは患者が過去に別の対象に向けた感情が，方向転換され，「情動の移動」によりたまたま治療中に向けられたものであるという結論に至った。この「情動の移動」をFreudは「転移」と名づけた。こうしてFreudにとって，患者の示す感情は，学問的に理解して治療の有効な手段として取り扱うべきものとなった。

　Freudのこの転移の理論は，彼の精神分析における最大の発見の一つとされる。Freudは転移感情が陽性であれ陰性であれ，それがかなり激しい場合には過去のトラウマに関係している可能性があると考えた。その考え方はす

でに精神の「量的因子」として説明した通りである。

　また転移感情が治療において生じた場合は，治療への抵抗とみなされ，解釈その他により積極的に解消されるべきものだとFreudは考えた。なぜならもしそれらの感情が表現されたままにしておくと，それらはさらに増大してコントロール不能になり，トラウマを引き起こしてしまうからである。それゆえ分析家によってその転移の意味についての解釈が行われ，それが本来は分析家に向けられるべきものではないことを患者自身に理解してもらうことでそれを解消する必要があるとFreudは考えたのだ。

　しかしまたFreudはその解釈の後に最終的に残る，患者の治療者への穏やかな感情こそが治療を進展させる決め手となるとも考えていた。Freudはそれを「治療の進展の妨げにならない陽性転移」（Freud, 1912）と呼んだのである。

陽性感情のタブー視と禁欲原則

　Freudが強い陽性感情を危険視したことは理解可能な部分もある。精神療法においては患者はしばしばさまざまな感情的な反応を起こし，治療者もそれにかなりの程度巻き込まれる可能性がある。そしてそれはダイナミックな治療上の展開を生み，思わぬ成果につながることもあるものの，場合によっては治療関係の決定的な破綻に至ることもある。

　特に恋愛性の転移は治療者に強い逆転移感情を起こし，治療関係そのものの破綻や性的なトラウマを生むことさえある。ただ問題は，そのような懸念を一つの要因として，精神分析では患者の陽性感情を引き起こすようなかかわりは一種のタブーとされて来たということである。

　Freud自身は治療者が患者と個人的な関係を結ぶことを戒めた。それ自体は倫理的な観点から極めて重要なことであった。しかしそのような戒めはいわゆる禁欲規則，すなわち患者の願望を充足することを禁じるという規則とある意味では地続きとなり，その原則を頑なに遵守することが「正統派」の精神分析とされたのである。

　伝統的な分析家の治療スタイルは，治療の多くの時間を黙って患者の話に

耳を傾ける一方では，質問に答えたり自分について語ったりすることを極力避けるというものである。そのような治療者に対して，患者は冷たく非人間的な対応をされているように感じ，ネガティブな感情を持つことも少なくない。そしてそれは患者の側のネガティブな感情や攻撃性の表出を促進する可能性があり，それ自身が治療を推し進めていくという考え方が一般的であった。

　ただし精神分析の歴史においては，感情の持つ意味合いを高く評価して臨床に積極的に応用する立場も見られた。その代表としてSandor Ferencziと，Franz Alexanderが挙げられるだろう。

　FerencziはFreudの弟子であったが，きわめて野心的であり，師匠であるFreudの提唱した分析療法をより迅速に行う方法を考案した。その中でも彼の提唱した「リラクセーション法」は患者の願望を満たし，より迅速に退行を生むことを目的としたものであった。

　Ferencziはその治療方針上の隔たりから晩年はFreudとの決別に至ったが，弟子のMichael Balintの『治療論からみた退行』（Balint, 1968）という著書によりその経緯がまとめられている。それによればFerencziは患者の願望をとことん満たすことで患者の陽性転移を積極的に賦活したものの，その一部は悪性の退行を招き，悲惨な結果を生むこともあったという。Ferencziはある患者の要望を聞き入れ，彼女との相互分析（お互いを分析し合うこと）を行った（森, 2018）。しかしそれによりその患者の症状をより悪化させただけでなく，Ferenczi自身の悪性貧血による衰弱を早めたとされる。

　またAlexanderはHans Sachsに教育分析を受けたのちにアメリカ合衆国にわたり，シカゴ大学で精神分析理論を自分流に改良することを試みたことで有名である。彼も精神分析プロセスを迅速に進める上でさまざまな試みを行ったが，その中でも「修正感情体験」（Alexander, 1946）の概念がよく知られる。

　Alexanderは幼少時に養育者から受けた不適切な情緒体験が治療者の間であらたに修正された体験となることで，分析治療が迅速に進むと考えた。彼はV.ユーゴーの小説『レ・ミゼラブル』の主人公ジャン・バルジャンを例に示す。ある教会で燭台を盗んだバルジャンは，警察の調べを受けるが，そ

の際に司祭が「それは私が進んで彼に与えたのだ」と答えた。最初は司祭に対して厳しく懲罰的な父親イメージ（いわば転移に相当する）を持っていたであろうバルジャンは，司祭との間で幼少時とは全く異なる（修正された）感情体験を持ったことになる。これが「修正感情体験」の一例であるが，Alexanderはまた，患者に対して叱ることのなかった親とは異なり，治療の中で叱責した例も挙げている。

陽性感情の重視と新しいトラウマ理論

以上のFerencziやAlexanderの試みにおいては，特に陽性の感情を積極的に喚起することが意図されていたが，それは明らかに従来の「正統派」の精神分析の考えに反したものであった。そしてFerencziはFreud自身から，またAlexanderも当時の米国の精神分析会から強い批判を浴びることとなった。

しかし現代では彼らの理論を再評価する動きもみられる。上に述べた禁欲原則に従った治療者の姿勢は，患者が過去に受けた不十分な養育環境を再現してしまう可能性もあるが，その可能性と問題点を積極的に示してくれているのが本書で幾度となく述べている最近のトラウマ理論である。

現代の精神療法においては，来談者の多くにより語られる幼少時，あるいは思春期における性的，身体的，及び心理的なトラウマに焦点が当てられることが増えている。最近発表されたICD-11（2022）に組み込まれた複雑性PTSDの概念（第9章参照）やAllan Schore（2009a, 2009b）により示された「愛着トラウマ」という概念（第2章参照）が注意を喚起しているのは，多くの来談者の成育歴に愛着の欠損がある可能性である。

その場合治療状況が再トラウマ体験となることがないような，十分な安全性やそれに基づく陽性の感情が醸し出されることの必要性が改めて強調される。このような考えは精神分析の内部においては従来いわゆる「欠損モデル」として前出のFerencziやBalintにより提唱されていたものの，これまで十分な注意が払われてこなかった視点である。それはこの視点が従来の精神分析が要請していた禁欲，あるいは受け身的な治療者の態度との間に大きな開きがあるためである。

まとめ

　本章では，感情とトラウマの関係性について論じた。Freudが考案した感情とトラウマについての関係性は，「除反応」の発見のようにその後のトラウマと感情表現について重要な示唆を与えてくれた。しかしFreudの精神の「量的因子」に基づくトラウマ理論，すなわち高まった情動そのものがトラウマ的であるという考えは，かなりミスリーディングであったと言えるだろう。

　陽性感情が生起される状況そのものをタブー視するという禁欲主義的な姿勢は，精神分析において再トラウマ体験を助長しかねない性質を持っていたのである。それはFerencziやAlexanderなどのFreudの後継者たちにより修正が試みられたものの，精神分析の主流とはならなかった。

　そのような問題を払拭する形で発展してきているのが，愛着の問題を基盤にした新しいトラウマ理論であった。そこでは愛着期における養育の欠如が生み出すトラウマ，すなわち愛着トラウマの概念の重要性が強調されることになった。そこではFreudの「精神の量的把握」に従ったトラウマ理解ではなく，養育の欠如により自分自身で情動をコントロールできないことのトラウマという理解が示された。そしてトラウマ治療は養育環境を再現する方向を強調し，そこでは安全な環境により温かさや信頼感などが穏やかな形で提供されることの重要さを重視するようになっている。

　その立場からトラウマと情動について考えると，ネガティブな情動をやみくもに除反応と共に扱うことは危険を伴い，Donald Winnicottが唱えたような抱える環境，養育環境に類似した治療関係の中でトラウマが扱われるべきであるという考えが導かれた。

　しかし改めて考えると，それはFreudが述べた「治療の進展の妨げにならない」穏やかな情動による関係と実はかなり近いことが分かる。Freudの理論は多くのミスリーディングな側面と同時に，極めて常識的な考えを提供していたとも言えるのであろう。

第7章　トラウマと苦痛

はじめに

　私たちがストレスやトラウマを体験する時，そこには恐怖や不安などの苦痛が伴うことが多い。いうならばトラウマの本体はこの極度の苦痛の体験と言い換えることができるかもしれない。本章ではこの苦痛について，その心理的，脳科学的な考察を加える。そしてそこで見えてくる，苦痛やトラウマと裏腹の快楽の問題についても言及したい。

　私たちは，生命を維持するうえで極めて重要な原則に従っている。それは快を伴う報酬を希求し，不快となるような苦痛刺激を回避するという原則である。私たちの生命維持にとって必須な食料や安全な環境についてはおおむね快と感じられ，それを追い求めるという行動が生まれる。また生命の維持を危うくするような危険や侵襲は苦痛刺激として回避される傾向にあることで私たちの生存の可能性を高めるのだ。S. Freudがこれらを「快原則」と「不快原則」と名付けたことはよく知られるが（Freud, 1920），この原則は精神分析理論を超えて普遍的な妥当性を持つと言えよう。

　本章で扱う苦痛についての現代の心理学や脳科学が示すのは，快ないし報酬rewardと苦痛は深い関連性を有しているということだ。つまり両者を切り離して論じることは極めて困難なのである。さらには快そのものが苦痛刺激の源泉となってしまうようなメカニズムの存在も解明されつつある。

　苦痛と報酬の関係性を理解するうえで，近年の脳科学的な研究はきわめて重要な手掛かりを与えてくれる。その端緒となったのが1953年のOldsとMilnerによる報酬系の発見であった。彼らはラットの脳に電極を刺し，スイッチとなるレバーをラット自身が押すことで自己刺激を行わせる実験を行った。そしてたまたまある部位に電極が刺されると，ラットは狂ったように，

それこそ寝食を忘れてレバーを押し続けることが分かった。それが中脳の腹側被蓋野や側坐核を含む領域であり、後に「報酬系」ないしは「快感中枢」と呼ばれるようになった部位である。

　脳のある部位に電気刺激を与えると著しい快感が得られるという彼らの発見は、当時は大きな議論を呼び起こした。興味深いことに当時は、脳の刺激は常に不快感や苦痛を生み出すという考えが支配的であったという（Linden, 2012）。つまり当時の見方によれば、脳のいたるところがいわば「苦痛中枢」と考えられ、報酬系や快感中枢の存在は想定されていなかったということになる。快楽はいわば不快を回避することで得られるものとしか考えられていなかったのだ。それはどうしてだろうか？

　可能性として考えられるのは、人類はそれまで深刻な不快や痛みに常に直面していたからである。私たちの祖先は自然や人災がもたらすあらゆる苦痛に翻弄され、麻酔も鎮痛薬もない状態を耐え忍んで来た。一方で人類は強烈な快感を味わう機会には恵まれていなかった。古代人にとっては考えられる限りの大きな快楽や享楽といっても、せいぜい飢餓状態におかれた後の飽食、性的なエクスタシー、あるいは特別の機会に限られた飲酒程度だったのであろう。だから古代人はもっぱら苦痛を回避することに腐心し、快原則はいわば不快原則に従属的にならざるを得なかったのだ。

　ところが近代になり科学技術の高まりとともに生産性が上がり、人々の暮らしは急速に豊かになった。そして口当たりの良い食糧品やアルコール飲料は安価でほとんどいくらでも手に入る世の中になった。また純度の高いヘロインやアンフェタミン、コカイン、大麻成分などを精製できるようになった。

　これらの薬物は古代人が知りえなかった強烈な快感を体験させてくれる。純度の高い依存物質を、静脈注射や肺からの吸入によりきわめて急速に摂取することによる快感は、OldsとMilnerの用いたラットがレバーを夢中になって連打した時のような至福の体験に匹敵するだろう。さらに現在の私たちの身の回りにはギャンブルやゲームなどの報酬系を手軽に刺激できるような手段があふれている。

　ここで問題なのは、私たちがそのような報酬刺激に対してきわめて脆弱なことである。私たちの脳は、そのような過剰な報酬を安全な形で体験するよ

うには設計されてこなかったらしいのだ。脳は，文明が作り出した過剰な快を結果的には耐え難いほどの苦痛刺激に変えてしまうのである。ここに苦痛の精神病理の一つの核心部分がある。

報酬系の暴走による病理

報酬系の働き

ここで報酬系について，改めてその働きを見てみよう（図7-1を参照）。それを単純化すれば，報酬刺激を与えられることで興奮し，私たちに快感を与えてくれることである。報酬系は先に述べた中脳の側坐核や中隔野の周辺に広がる領域である。そこで重要なのが内側前脳束（medial forebrain bundle）という部位で，特に腹側被蓋野（ventral tegmentum area，以下VTA）から側坐核（Nucleus accumbens，以下NAcc）に向かって投射しているドーパミンニューロンである。

VTAにはそのドーパミンニューロンの本体部分である細胞体があり，それはNAccに向かって軸索を伸ばしている。その興奮によりNAccにドーパミンが放出される。私たちが身体的に得られる快，精神的に得られる快の多くが，この内側前脳束におけるドーパミンニューロンの興奮に関わっている

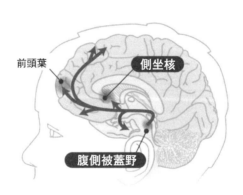

図 7-1 報酬系の主要部位
（岡野，AERA 2017年1月30日号 掲載図より改変）

ことが知られている。

ところでこの報酬系にはドーパミン以外にもアセチルコリンやGABAその他の神経伝達物質も複雑に関与している。また報酬系は快感のみではなく，苦痛刺激とも関係している複雑なシステムであることも分かっている。

そして苦痛刺激の場合の主役はアセチルコリンであるという報告がある。苦痛の際にはNAccにおいてアセチルコリンが放出されるという。ただし苦痛刺激でもドーパミンがある程度は放出されることが分かっている。そしてNAccにおいて放出されるドーパミンとアセチルコリンの比（D/A比）が大きいと快感に，小さいと苦痛を生むという報告がある（Hoebel, et al., 2007）。

この説に従えば，報酬系は報酬刺激や苦痛刺激が軽度〜中等度の場合は，きわめて合目的的に働いていることになる。適度に心地よい刺激ではドーパミンが放出され，苦痛刺激では主としてアセチルコリンが働き，私たちは主観的な快や苦痛を覚える。すると体はそれらをさらに求めたり，回避，軽減したりするという衝動に従うのである。そしてそうすることは私たちの生存の可能性をより高める。

また苦痛刺激については，私たちの脳はさらに周到な用意をしている。ドーパミンやアセチルコリン以外の物質も参加して，苦痛を軽減しようと試みるのだ。たとえば脳内では鎮痛剤に似たような物質，いわゆる「脳内麻薬物質」が分泌され，みずから痛みを和らげようとすることが知られている。それが内因性オピオイドであり，それ自身が報酬系に働きかけることで痛みを軽減する効果を発揮する。私たちの脳は尋常ではない痛みに対処する力をある程度は備えているのだ。

たとえば極度の苦痛に襲われた際，むしろ至福に近い体験が生じるという現象がよく知られている。溺死寸前で救出された人などの語る臨死体験の多くがDMT（ジメチルトリプタン）などの脳内麻薬物質と関連しているという研究もなされている（星名，2009）。

過剰な快と報酬系

私たちの報酬系は，快の程度が一定限度内であれば，穏やかな快感を保証してくれるのであった。それは自分にとって癒しとなり，また生きる喜びに

もなるだろう。問題は報酬刺激が過剰な場合である。すでに述べたように私たち祖先は過剰な快楽を体験する機会を通常は持ちえなかった。そして報酬系はそれに対する対応能力を持っていなかったのである。その結果として快感が一定限度を超えた場合，報酬系は暴走し，機能不全に陥り，私たちに快楽を体験させてくれるのではなく，逆に極度の苦痛を与えることになる。

　ここでひとつの思考実験を試みる。たとえばあなたは毎日仕事があるが，決まった時間に休憩時間があり，ある心地よさを体験できるとしよう。それはケーキやグラス一杯のワインなどの嗜好品かもしれないし，好きな読書やゲームで過ごすひと時かもしれない。それが終わるとあなたは満ち足りた気持ちで再び業務に戻るのである。あなたは明日もその時間を自分へのご褒美として楽しみにし，それにより仕事へのモティベーションも上がるかもしれない。

　ところがその休憩時間に，あなたはヘロインのパイプを提供されるとしよう。あるいはあぶって吸入する純度の高いコカイン（いわゆる「クラック」）でもいい。今日からはこの新しいメニューが続くと告げられる。あなたが興味本位でそれを吸ってみると，たちまち強烈な多幸感に襲われる。「性的オーガズムの数万倍の快感を全身の隅々の細胞で味わうような」と形容される快感を初めて味わった時，おそらくあなたは通常の仕事にはすぐには戻れない。戻ったとしてもボーっとして，先ほどの休憩時間で自分の身に起きたことを考えて過ごすかもしれない。そして翌日の同じ時間にもヘロインパイプが出されて，また雲に乗ったようなあの強烈な快感を味わう。

　こうして何日かを過ごすうちに，あなたは自分の心や体に重大な異変が生じていることに気が付く。まずあなたは休憩時間のことが頭にこびりついて離れなくなるだろう。そしてその時間が待ち遠しくて他のことが考えられず，仕事に戻ることが難しくなっている。そうしてさらに不幸なことが起き始めていることを知る。それはヘロインやコカインによる快感が過ぎ去った後，不思議な苦しさが訪れるようになることだ。特にヘロインの影響が体から抜けた後の苦しさは耐えがたい。身体中に起こる関節痛，とてつもない倦怠感や吐き気で体がバラバラになるようである。しかもその苦しさは時と共に増し，次の日に再びヘロインを使用する時まで続く。

第7章　トラウマと苦痛　*71*

　さらにもう一つの問題が起きる。使用を重ねるにつれ，同じ量のヘロイン
やコカインで得られる快感は明らかに減っていくのである。そこで仕方なく
量を増やしていくしかないが，それは苦しさを一時軽減してくれるだけで，
もはや心地よさとしてすら体験されなくなっていく。
　こうして報酬系は最初の甚大な快感をそっくりそのまま苦痛へと変質させ
てしまうのである。報酬系は私たちに奉仕するどころか，私たちを裏切り，
最悪の事態を引き起こすのだ。どうやら私たちの報酬系という器官は途方も
ない欠陥を有しているらしい。あたかも一定以上の電圧をかけると予想もし
なかった誤作動を起こす機械のように，それはある程度以上の快の刺激で，
私たちを廃人のようにしてしまうのだ。
　ここで私たちの心にひとつ疑問が生じるだろう。過剰な快に対する報酬系
の狂った振る舞いは，神がそう設計した結果だろうか。人（実は動物も同じ
である）は一定以上の快を味わうと神の怒りに触れ，処罰を下されるのだろ
うか？　それとも単に自然が本来そのような途方もない快の源泉を想定して
いなかっただけだろうか？
　たしかに生命体がこのようなバグを有する報酬系を抱えながら生き延びて
きたのは，単に自然界がそのような強烈な報酬刺激を提供してこなかったか
らだろう。たとえばケシの実からとれる白い汁に含まれるモルヒネの濃度が
極めて高かったとしたら，動物の多くはケシ畑を離れられなくなり，食べ物
を探したり繁殖をしたりせずにケシの実を齧り続けてあっという間に滅んで
しまうだろう（ところで自然界で精神変容作用を起こす植物に動物が翻弄さ
れる例は，実際には数多く知られている）。
　このように考えると，過剰報酬による苦痛は，生命体に備わっていたバグ
のせいというより，自然界ではほとんどありえないような報酬刺激を作って
しまった私たちの文明のせいだともいえるだろう。ただしこのバグの本体は
少しずつ解明されつつある。そしてそれに従い，薬物依存の治療についての
ヒントも与えられつつあるのだ。

報酬系が暴走するプロセス
　快についてはVTAからNAccに投射されるドーパミンニューロンが関与

72　第Ⅱ部　トラウマと脳-心

していることについてはすでに述べたが，依存症の形成にはそれらの部位で，いわゆる長期増強，長期抑圧という現象が関係していることが知られる。長期増強とは二つの神経細胞を同時に刺激することにより両者の間の信号伝達が持続的に高まるという現象である。その際神経細胞内のエンドソームから次々とリセプター蛋白が生産されてシナプスを強化する。わかりやすく言えば，報酬系の中枢の部分の回路がより太く，強力になるのだ。

　この長期増強は，たとえば一回のコカインの使用だけで最大限にまで達するという。そしてこの長期増強が薬物依存に関係していることは，その長期増強を抑える薬物，たとえばMK-801という物質で前処理されたラットではこの依存症が起きないことにより証明されている。ただしこの長期増強はアルコールやニコチンでも一回の使用で生じるが，依存症そのものはたった一度の使用で起きるわけではない。

　そこで強烈な依存症の成立には別の仕組みが関与していることになるが，それがGABAによる長期抑圧という仕組みである。GABAニューロンは報酬系を抑制する働きがある。その働きの抑制，すなわち抑制の抑制による増強という現象が，薬物の使用回数が上がるにしたがって高まっていく。これが依存症の成立に絡んでいるという。

　薬物による過剰な快は，さらにドーパミンの投射先であるNAccや背側線条体，前頭前皮質のシナプスにも変化を生む。NAccの中型有刺ニューロンの棘の数は格段に増えて刺激をよりキャッチしやすくなるが，この変化は永続的であるという。また海馬，前頭前皮質，扁桃核から側坐核に情報を届けるグルタミン酸システムの長期抑圧が起きる。これらの変化は全体として，報酬系がとてつもない快感を再び期待して「悪魔的な学習diabolical learning」（Stahl, 2012）を起こしてしまい，これが初期の耐性と依存性のもととなっている可能性がある。しかもこの脳の変化はほぼ不可逆的であり，薬物依存者は再び正常の脳を取り戻すことはできないという。

　このように通常は適度の快や苦痛刺激に応じて適応的に反応していた報酬系は，強烈な快に触れ続けるといわば焦げ付いて変質してしまい，容易にはもとに戻らない。そしてこれが苦痛の病理の背景となる脳内の変化の一つなのである。

苦痛刺激と潜在記憶の病理

　ここまで報酬系の暴走に伴う嗜癖や依存について述べたが，本章で論じるべきテーマがもう一つある。それは一部の苦痛刺激が，決して忘れ去られることなく私たちを苦しめ続けるという現象である。この問題は苦痛の病理のさらに本質的な部分に関わる。そこで私たちを苦しめる記憶はいわゆる潜在記憶であり，その病理の具体的な表れが以下に述べる病的悲嘆やトラウマ記憶である。

喪失体験と終わらない喪の作業

　私たちが人生で味わう苦しみの多くは，何かを喪失するという体験である。喪失するものは人やペットや物かもしれないし，能力や健康，身体機能，地位や名誉などの抽象的なものかもしれない。何かを失った時，私たちはそれが自分にとって何を意味するかを一度には理解できないものである。最初は何事が起きたかわからず，時間と共に徐々に失ったものの大きさを感じ，ひしひしと胸を痛めるようになるのだ。

　幸いなことに，喪失の痛みは基本的には時間とともに軽快していく。特に早くから薄れ始めるのが，エピソード記憶に関連した部分である。

　喪失体験が特定の出来事の克明な記憶を伴っている場合，そのうち特に重要でない些末な部分から徐々に失われていく傾向にある。これはエピソード記憶がいわゆる「エビングハウスの忘却曲線」を描いて時間とともに消去されていくからである。「日にち薬」という表現の意味するところであろう。ただし喪失体験はエピソード記憶のみによって構成されているわけではない。

　ここで記憶の仕組みについて復習しよう（図7-2を参照）。ある事柄についての記憶は，顕在記憶（意識的な記憶）と，潜在記憶（無意識的，感覚的，感情的な記憶）に分かれる。前者は意識化され，言葉で記述することができる部分であり，そのなかでも「いつどこで何があったか」，という時空間的な情報がエピソード記憶である。そしてその形成にとって必須なのが，側頭葉の奥に左右一対ある海馬の働きである。エピソード記憶はまずここで作ら

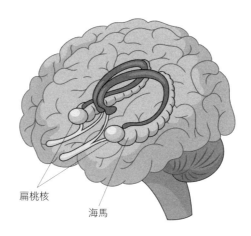

図 7-2　扁桃核と海馬

れ，後に「あの出来事について思い出そう」と意図的に回想することができる。たとえば愛犬を看取ったという出来事では，愛犬が徐々に衰えて最後は看病の末になくなったという時系列的な記憶がエピソード記憶となる。

また後者の潜在記憶にはその出来事に伴った心の傷つきや痛みなどの情緒的，感覚的な部分が含まれる。そしてそれはやはり側頭葉の奥の左右に海馬に近接して存在する扁桃核という部分を介して脳に刻まれる。こちらはエピソード記憶のように徐々に薄れていく保証はなく，なんらかのきっかけにより繰り返し生々しく思い出される傾向にある。

愛犬を看取ったという例では愛犬に結びついた情緒的，感覚的な部分が潜在記憶としてエピソード記憶より長く残り，私たちを苦しめることになる。ただし潜在記憶には扁桃体（および線条体）だけでなく海馬もまた深く関係していることが知られている。

ここで有名な「症例HM」（Corkin, 2013）の例を取り上げたい。彼は9歳のころに遭った自転車事故のせいでてんかん発作を繰り返すようになった。そこで治療のために両側の海馬を手術で切除したところ，昔のことは思い出せるのに新たな出来事は一切記憶できなくなってしまった。そのことから海馬が記憶の形成に必須の役割を果たすことが明らかになったのである。

そのHM氏は海馬を失った後は，自分の大好きだった叔父や父親が亡く

なったことを聞くたびに深い悲しみに暮れたという。ただししばらくするとそのことを忘れてしまい，「叔父さんはいつ面会に来てくれるの？」などと母親に尋ねた。そして叔父さんが亡くなったと聞かされると，あたかも初めて聞いたかのように何度も嘆き悲しんだという。

　このHM氏の例では，海馬が障害されていることで，父親を亡くしたことに伴う顕在記憶だけでなく，潜在記憶も成立していなかった。つまり顕在記憶の窓口としての海馬は，潜在記憶の形成にも不可欠であることを証明していることになろう。

　喪失体験のうち特に親しくした人やペットを亡くした際に私たちの心に起きる反応は悲嘆反応と呼ばれるが，それらの中には時間を経てもなおも心をさいなみ続けるものがある。それを病的悲嘆，ないしは複雑性悲嘆と呼ぶが，米国の診断基準（DSM-5, 2013）では深刻な悲嘆反応が一年以上みられる場合とされ，その有病率は2〜5％と言われる。病的悲嘆では対象が亡くなったという事実をどうしても受け入れられず，死者を恨んだり，みずからが生きていく意欲を失ったりする。時には故人の幻覚を体験したりもする。つまり喪の作業が終わらずに半ば永続的に個人を苦しめることになる。

苦痛の病理とトラウマ記憶

　記憶に関連した苦痛の病理について，最後に言及したいのがトラウマ記憶の問題である。私たちはさまざまな生活場面でかなり直接的で生理的な嫌悪感を生むような刺激に遭遇することがある。それらの多くは過去の特定の体験に結びつき，次第に薄れていく傾向にあるが，一部はそうではない。それどころか繰り返しよみがえり，私たちを苦しめるのである。それがいわゆるトラウマ記憶，ないしは恐怖記憶と呼ばれるものである。

　私たちがしばしば体験するのは，ある事柄や人，生物に対する著しい嫌悪感情である。特定の対象や事柄に対する嫌悪感はいったいどのように生じ，いかなる意味を持つのだろうか？　一つ明らかなことは，嫌悪感は記憶や学習の産物であるということだ。それはある種の恐怖ないし強烈な不快体験に関わっている。

　Charles Darwinは，天敵のいない環境で繁栄した野生動物は，人を全く

恐れることがないためにあっという間に絶滅してしまうと報告している。生命体が恐怖や苦痛を体験すると，特定の事柄が脳に嫌悪刺激として刻印され，それがその後の確実な回避行動を生むのだ。

ただしこのトラウマ記憶の問題についてはすでに第4章「トラウマと記憶」で触れているために，ここでの詳しい説明は割愛する。

まとめ

本章では苦痛の精神病理について考察する中で，結果としてその背景にある2つの不可逆的な脳科学的プロセスを紹介した。一つは快楽体験が自然環境ではありえないほどに過剰である場合に，それまでは合目的的に働いていた報酬系を狂わせ，その機能を半ば永続的な失調に追い込むというプロセスである。そうしてもう一つは喪失やトラウマ体験の感覚的，情緒的刺激があまりに強烈である場合に，その記憶のシステム自体が正常の機能を失い，海馬や扁桃体が永続的な変化を被ることによる，恐怖記憶，トラウマ記憶の生成である。

これらのことからわかるのは，私たちの心には，体験を合理的に扱うことができる，いわば健常な体験の隙間，閾値があり，それが快と不快，どちらの方向に振り切れても私たちの心に深刻な病理的変化をもたらすということである。私たちにとってなじみのある精神分析的，ないしは精神病理学的考察はいわば正常範囲内の精神の機能をベースとして成り立っているが，苦痛の精神病理の視点からは，その閾値を超えて，脳の機能自体が破壊されるプロセスで生じてくる問題を理解する必要がある。そのことをある程度は本章で示すことができたと思う。

第8章 トラウマと羞恥

地獄は他者か

　恥というテーマは，私が1982年に精神科医になって最初に取り組んだ問題であるが，本書の執筆を機会にトラウマの観点から再考を加えたい。

　恥の体験もまた私たちにとって深刻なトラウマとなりうる。恥はまたトラウマを負ったという事実そのものに対しても向けられる。特に性的なトラウマはそれが生じたこと自体を他人に相談することへの強い抑制が働く傾向があり，その一つの重要なファクターが恥の意識なのである。

　まずは恥というテーマと私の関わりについて簡単に述べる。精神科医としての私はいわゆる対人恐怖症への関心から出発した。つまり精神の病理一般の中でも特に，恥の持つ病理性に着目していたのである。恥は広範な感情体験を包み込むが，その中でも特に「恥辱shame」と呼ばれる感情は，深刻な自己価値感の低下を伴い，一種のトラウマ的な体験ともなりうる。私たちの多くは，そのような体験をいかに回避し，過去のそのような体験の残滓といかに折り合いをつけるかということを重要なテーマとして人生を送っている。わが国における対人恐怖症や米国のDSMにより概念化されている「社交不安障害」は主としてこの「恥辱」の問題を扱っている。

　その一方で「羞恥shyness」として分類される気恥ずかしさや照れくささの体験は，恥辱のような自己価値感の深刻な低下を伴わず，さほど病理性のないものとされてきた。

　例えていうならば，おなじ自分の裸をさらす体験でも，自分の裸体を恥じているかによって恥辱にも羞恥にもなるのだ。しかしたとえ自分の裸体そのものに劣等感や負い目を感じない人でも，それが暴力的に晒されれば羞恥のみならず恐怖や傷つきを体験するであろう。

この簡単な例からもわかる通り，場合によっては羞恥体験もまた深刻なトラウマを帯びることになる。それにもかかわらず，私はどちらかと言えばこの羞恥に関してはあまり関心を寄せないできたという経緯がある。

私がこれまでに世に出した恥に関する著述（岡野，1998, 2014, 2017）は以上の考えを背景としたものであった。しかしそれらの考察が一段落した今，改めて恥について考える際に，私自身が改めて疑問に思うことがある。

「人と対面するのはなぜこれほど億劫で，心のエネルギーを消費することなのだろう？」

個人的な話になるが，私自身は決して人嫌いというわけではないし，人と会っていて楽しさを覚えることも決して少なくない。しかし一人でいることの方が圧倒的に気が楽なのである。心の潤沢なエネルギーが他者の存在に煩わされることなく解放されたままで時を過ごすことができるのだ。そして私が多くかかわる患者だけでなく医療関係者からもそのような声をよく聞くのである。

私のこれまでの考えは，人が他者との対面を回避するのは，恥辱の体験を恐れるからだ，というものであった。つまり対人恐怖の文脈で考えていたのである。しかし人は自らを不甲斐なく情けない存在ととらえていなくても，他者と会うことに一種の嫌悪感や苦痛を持つことが多い。それは人と対面する状況そのものの居心地の悪さ，それに伴う労力，疲労感，エネルギーの消耗の感覚に由来するものなのである。

ちなみに恥の研究についての私の師匠とも言える故・内沼幸雄先生は，恥を「間のわるさ」（内沼，1977）と表現していた。この「間のわるさ」は，私がここでいう対面状況に直接由来する居心地の悪さにおおむね相当するように思える。間の悪さ程度では人は深刻には悩まないのかもしれない。しかしそれ自体が苦痛なレベルにまで至る場合もあり得るであろう。ある一人暮らしの患者は，宅配便を届けに来る業者と顔を合わせることにすら恐怖を覚えると述懐していた。扉を開けて荷物を受け取るだけの対人接触すら，そのために何時間も前から恐れを抱き緊張し続けなくてはいけない体験になり得るのだ。

もちろん人と常に群れていたい，誰かと一緒でないと寂しい，という人もたくさんいらっしゃる（私はひそかに「ワンちゃんタイプ」と呼んでいる）。しかしそれらの人たちも，常に一緒にいたいと感じるのは親しい家族や友人であることが多く，初対面の人との出会いには抵抗を感じたりしり込みをしたりするようである。もし「私は人と出会うのが億劫です」と自認する人の声をあまり聞かないとしたら，それは人は世間から人嫌いと思われたくないからであろう。孤立を好み，人と交わらない傾向は，社会通念上あまり好ましく思われないからだ。飲み会や忘年会に誘われても及び腰な人は，社交性のない人，付き合いの悪い人として所属集団から敬遠されやすいだろう。少なくとも日本社会ではその傾向が顕著であるように感じる。

　ここで私が述べようとしていることを分かりやすく言い換えたい。恥辱のレベルにまで至らなくても，対面状況もそれだけで十分に不快なものとなりえるのではないか。そこにすでに恥の体験の本質が垣間見られるのではないか。

　人と出会うことについて考えるときに私の頭にすぐ浮かんでくるのが，哲学者 Jean-Paul Sartre が語ったという「地獄とは他者だ　L'enfer, c'est les autres」（Sartre, 1952）という言葉である。かの偉大な哲学者が保証してくれることで，「そうか，他人は本来地獄なのだ，だからそれを恐れるのが当然なのだ」という安心感を得ることができる。

　他者から単に見られることだけで体験される一種の嫌悪感については，内沼が Sartre を引用して次のように表現する。「純粋な羞恥は，これこれの非難されるべき対象であるという感情ではなくして，むしろ一般に，一つの対象であるという感情であり，……根源的な失墜 chute originelle の感情である」（内沼，同著，p.193）。

　ただし Sartre はまた，地獄が他者であるという根拠をさらに述べている。彼はこの「地獄とは他者だ」という言葉を，『出口なし』（Sartre, 1952）という戯曲の中で密室に閉じ込められた3人のうちの一人に言わせている。私たち人間は自分を他の人の目を通して知るしかない。そしてその他者が私たちを対象化するだけでなく，歪曲する目を持つのであれば，他者は地獄に他ならない。そして他者が地獄になる可能性があるからこそ，対人関係は深刻な

トラウマの起きる場ともなりうる。

　私たちは自分を知るために鏡を用いる。それが他者である。しかしその他者は自分に好意的な目を向ける保証はあるだろうか。多くの場合，否，である。他者はライバルや敵ですらある。その目に映る自分を頼りにするしかないのであれば，他者は私たちが決して逃れることができない地獄といえないだろうか？

他者は本来的に地獄でありトラウマ的である

　Sartreが語った「地獄は他者である」はやや思弁的で分かりにくいが，私はこの言葉をもう少しシンプルに捉えたい。他者が地獄であるのは生物としての私たちにとって避けられない現実なのである。

　自然界で野生動物が他の動物に遭遇した時の反応を考えればいいだろう。自分のテリトリーに侵入してきた他の動物を脅威と感じ，撃退したり，あるいはそれから退避したりするという基本的な性質や能力を備えていない限り，その個体は弱肉強食の世界を生き抜くことはできないだろう。というよりは，そのような個体が淘汰の結果現在生き残っているのである。自然界においても，つがいとなるべき相手や血縁を除けば，他の個体はまずは脅威として現れる。まさにそのSartre的な意味で地獄は他者になるのだ。

　私たちが日常生活ではあまり他者を怖がらないのは，他者は危害を加えてこないだろうとたかをくくっているからだ。私たちは親しい友人Aさんと会う時は，あまり警戒はしないであろう。それは「あの温厚なAさん」という内的イメージをすでに持っていて，本来は得体のしれないAさんにそれを投影しているからである。ところが通勤途中に道で見知らぬ人に急に話しかけられると，私たちは一瞬で警戒モードを全開にして身構えるものである。

　人間社会において，私たちが遭遇する他者はいつどのような形でこちらに危害を加えてこないとも限らないが，それを警戒してばかりでは社会生活を営むことはできない。だから私たちはこの警戒モードを一時的に「オフ」にして，本来は敵対的かもしれない他者とも社会の中で関りを持っているのだ。

　ところが私たちは時にこのオフモードに入ることができなくなってしまう

ような病態を知っている。たとえば心的外傷後ストレス障害（PTSD）などでは，どのような場でも誰と会っても警戒心を解くことが難しくなり，家を出ることさえも恐ろしくなってしまう場合がある。対人恐怖症や社交不安障害ももちろんこれに該当するのだろう。

警戒モードをオフにできるために必要な愛着関係

実際には多くの危険性をはらむ対人関係において，私たちの多くが警戒モードをオフにすることができる。その能力をもたらすのが幼少時の愛着のプロセスである。乳幼児は母親的な存在との密接な関りの中で，人間関係における基本的な安全性の感覚を育まれる。愛着のプロセスはすでに第2章でかなり詳しく論じたが，ここでも必要な点に限って論じておこう。

もちろん愛着により育まれた他者の安全性の感覚は完全なものではなく，突然崩される可能性はある。他者はいつ攻撃をしてくるかわからない。母親も他者である以上，乳幼児にとっての脅威となる可能性を常に備えている。現実に侵入や脅威の要素はごく微量ながら母親により加えられていくのだ。

Donald Winnicottは侵害impingementや脱錯覚disillusionmentという概念を用いて，乳幼児が必ずしも安全でない外的世界へ徐々に適応していくプロセスを描いた。彼らは，他者からの多少の侵害は深刻な脅威と捉えることなく，むしろ精神的な意味で「脱感作」されることで，世界は概ね安全だという幻想を持つことができ，毎日を生き延びていく。これが先ほど述べた警戒モードをオフにする能力である。

対人恐怖の観点からこの愛着関係についてもう少し具体的に見てみよう。愛着が形成されるプロセスで母親と乳幼児は視線を合わせ，身体接触を持ち，声を出し合いながら関わり合っていく。以下に述べるように人が対面する状況は極めて複雑な体験構造をなすが，通常の愛着関係では乳幼児はこれを巧みにマスターし，自然と行えるようになるのだ。

乳幼児はやがて同じことを母親以外の身近な人とも行えるようになる。その能力は父親や同胞はもとより，親戚にもご近所さんにも広げられるようになるだろう。そして見知らぬ大人に向かっても，母親に抱えられている限り

は警戒せず，時には微笑みかけることができるようになる。乳幼児が他人は安全な存在ばかりではないことを知り，警戒モードが成立し始めるのが，いわゆる八カ月不安における人見知りの段階である。

ところが愛着が十分に成立しない場合は，他者は最初から常に脅威の対象として立ち現れることになる。愛着の次に成立すべき警戒モードは最初から存在し，それがオフな状態を体験することなく子どもは育っていくことになる。

ちなみに私がここで「警戒モード」オフ，という形で通常の他者との体験を描きたいのは，それがある種の感覚の遮断を伴っているからである。逆に言えば対人体験は極めて多層的かつ高刺激であり，それが本来の対人体験の性質なのである。それについて以下に述べよう。

対面状況における「無限反射」という構造

先ほど他者との対面状況は極めて複雑な構造をなすと述べた。それは実際に多層にわたる認知的，情緒的段階を含む。だからこそ乳幼児の中枢神経の可塑性が最も高い時期に母子関係を通してそれをマスターする必要がある。そこで対面状況の複雑さについて具体的に検討したい。

そもそも対面状況で相手と視線を交わすという体験がきわめて錯綜していることは少し考えただけでもわかる。まずこちらが相手を見る。その相手はすでに「こちらからの視線を浴びた」他者であり，こちらはその人からの視線を浴びることになる。そしてそのような相手を見るという体験は，「こちらの視線を浴びた他者を見ている私の視線を浴びた他者を見る」という体験であり，その相手は……というふうに永遠に続いていく。そしてそれぞれの段階に「そういう自分を相手はどう思っているのだろう？」という思考が入り混じるという複雑極まりない体験となるのだ。

内沼（1977）はそのような事情を指して以下のようにシンプルに述べている。

　「実際，対人恐怖には自・他の意識の同時的過剰が見られ，特に視線恐怖段階

では患者は自分と他人のそれぞれの視線ばかりを気にして，結局は自分も他人も得体のしれない存在と化してゆくのである。」(p.72)

このような体験を私は「対面状況における無限反射」と言い表すことにするが，それは二枚の対面する鏡の間に光が入り込む状況になぞらえることができる。二枚の鏡がお互いに相手を映し出している様子をご覧になった方は多いだろう。光は片方の鏡で反射し，次に反対側の鏡に向かって進み，そこでも反射する。この反射は，光が減衰しない限り永遠に続くことになる。これが「無限反射」と呼ばれる現象だ。

二人の人間が互いに対面し，見つめ合うという体験もちょうどこれと同じ構造を有する。そしてこのように考えると，人との対面が重荷に感じられ，ストレスに満ちた体験となるのはごく自然のことではないかと思える。それは，この「無限反射」からくる情報量の多さとそれを処理することに投入される心的エネルギーによるものなのだ。

ちなみにこの無限反射をある程度遮断することで，対人体験によるストレスはかなり軽減されることがある。たとえばイヤホンで音楽を聴きながら街の人混みに出ても，周囲の人の存在はさほど気にならないものだ。心の半分は音楽により占められているために，情報を処理できる意識のスペースは限られているからである。しかしそれだけではない。自分の足音が聞こえにくいため，自分自身が発している情報が減り，それに対する他者からの照り返しによる情報も減少する。

対人過敏性とパラノイア，被害念慮

ここまで見たように対面状況では極めて複雑で，膨大な情報量を含む体験がなされる。人が思春期に自意識過剰になり，それまで特に意識することのなかった他者の視線の持つ意味について改めて考えるようになると，その情報量が一挙に増し，一種の感覚や思考の洪水に見舞われることになる。

そしてその状況は社交不安や対人状況の回避傾向，さらにはある種の被害妄想的な思考を生みやすくなるだろう。この敏感さと社交不安傾向ないし被

害念慮との関係は，従来は十分に論じられなかった点であるが，最近はより重視されるようになって来ている。私がそう考える根拠を以下にあげたい。

そもそも対人恐怖の理論の中に被害妄想やパラノイアの文脈は存在していた。内沼幸雄の『対人恐怖の人間学』（1977）では以下のように述べられている。「対人恐怖はかなり著しい，時にはひどく強固な妄想的確信を示すことが少なくない。この点は，古くから欧米でも指摘されていることである」（p.358）。

内沼によれば，対人恐怖の視線恐怖段階においては，自らの視線が他者を不快にするという思い込みから「地獄とは自分である」（内沼）という状態となり，それにより脅かされた他者から向けられた不愉快そうなまなざしがパラノイアの起点になると説明される。

この対人恐怖から被害念慮へと至る経路と理論的には逆向きの関係にあるのが，被害念慮や被害妄想の性質を有するパーソナリティ障害（personality disorder，以下，PD）に見られる対人恐怖心性の再認識である。たとえば最近では従来のDSMのPDの分類においてA群に属するもの（スキゾイド，スキゾタイパルPDなど）の捉え方に変化が見られている。

これらは従来は「社会的関係からの離脱および全般的な無関心ならびに対人関係における感情の幅の狭さの広汎なパターンを特徴とする」（DSM-IIIのスキゾイドPDの定義，American Psychiatric Association, 1980）と理解されてきた。つまりスキゾイドPDは人の心に関心を持たず，感情的な動きの少ない病理と考えられていたのである。しかしその後これらの臨床群でも対人状況を模した条件下で活発な情動が働いていることが分かり（Stanfield, et al., 2017），スキゾイドPDの概念そのものの意義が問われることとなった。

そしてDSM-5（2013）のパーソナリティ障害の「代替モデル」からはスキゾイドPDの姿が消え，それはスキゾタイパルPDと回避性PDに解体された（織辺ほか，2014）。回避性PDが社交不安障害と近縁であることは言うまでもないが，スキゾタイパルPDもまたその診断基準に「疑い深さ」などに加えて「過剰な社交不安」を含んでいるのが特徴である。

このようにA群パーソナリティ障害は「社交不安障害」の文脈から概念化されなおしているようだ。そしてそこでは上述のスキゾタイパルPDのよう

に，感覚の過剰さと疑い深さが共存する形でとらえられた。

対人過敏性に関連した被害念慮の傾向は自閉スペクトラム症（以下ASD）の病理において顕著に表れていると言っていいであろう。自閉症児においては視線回避の傾向が従来より指摘されていた。そしてその理由としてこの場合も人に対する興味が欠如しているからだという説が唱えられていた。しかし最近はそれとは異なる理論が提唱されている。

ASDでは実際には視線を一瞬合わせてから逸らすという傾向が観察されている。そしてその原因として，他者からの視線や顔の表情などの情報をうまく処理できず，それに圧倒されているという可能性が指摘されている（Bolis, et al., 2017）。さらにその背景にあるのが過剰な覚醒状態である（Hadjikhani, Johnels, et al., 2017）。このことを反映して，DSM-5（2013）では感覚刺激に対する過敏さまたは鈍感さがその診断基準に加えられた。

この問題に関して感覚処理障害sensory processing disorder（SPD）という病態も注目されている。この障害は感覚過敏，感覚回避，低記銘（感覚鈍麻），感覚探求に分かれるという（Ide, et al., 2019）。対人過敏性に関連したいわゆるとても敏感な人Highly Sensitive Person（HSP）は，Elaine Aron（2010）が提唱した概念で，本来パーソナリティ傾向の一つである「感覚処理の敏感さ」sensory-processing sensitivityが高レベルの状態（上述のSPD）である人たちとして定義された。HSPは本来精神医学における概念ではないが，これに該当すると自認する人々が増えて，注目を浴びるようになってきた。

HSPは今や人口の15〜30％に見られるとも言われ，それは物事の処理の深さ，過剰刺激，情緒的な反応性や共感，微妙さへの敏感さなどを特徴とするという（Aron, 2010）。このうち情緒的な反応性や共感は，まさに対人過敏性の問題を指していると言えよう。

以上は，対人過敏性は他者の視線やその背後にある意図を正確に感知することには留まらない問題を含んでいる。対人過敏性により他者からの視線に対する的外れの敏感さが発揮された結果，それが行き過ぎて本来そこにはない敵対的，攻撃的な意図を読み込み，それが被害念慮やパラノイア（被害妄想）に結びつくことすらある。

かつて自閉症を有すると思われる男性が若い女性を殺害した事件があった。

加害者は被害者に話しかけて驚いた顔をされて「自分が馬鹿にされた」と思い込み、包丁による刺殺行為に及んだという（佐藤，2005）。これなどはその一つの証左であろう。

このように対人過敏性は、他人からかけられた声の調子やそこに含まれる感情などを外傷的なまでの大きさに増幅する可能性がある。何気ないコメントや忠告やアドバイスは、この上ない中傷や厳しい叱責として受け取られる。挨拶に対して相手が軽い一瞥しか返さなければ、自分を心底軽蔑したと思い込む。ここで同時に起きているのは、ASDの持つ鈍感さ、相手の表情の読めなさなのである。そのために相手の反応の細かいニュアンスを感じ取れない人はより相手からのメッセージを被害的にとってしまう可能性がある。

本章のもとになる論考を執筆している間に、令和5年4月15日に当時の岸田首相の演説中に鉄パイプ爆弾が投げ付けられる事件が起きた。その前年の安倍元首相の銃撃事件を彷彿させる事件であるが、いずれも加害者は犯罪性や反社会性を有した人物とはプロフィールが異なる。共通しているのは社会との接点が希薄で首相（経験者）に対する被害意識を有し、それを激しい加害性に転化したという点である。いずれも「自己愛憤怒」にかられた犯罪というより、対人過敏ゆえに孤立傾向にある人が被害念慮を発展させたケースと見なすことができよう。

まとめ

私が本章で恥に関して新たに提示したのは以下の視点である。私たちが他者とのかかわりの中で苦痛を体験する一つの原因は、他者との対面状況そのものが「地獄」としての側面をすでに担い、さらに膨大な情報交換を伴うためではないだろうか。特に対人過敏な傾向を持つ人は、そのような状況で情報量に圧倒され、身動きが取れなくなることがある。そのために他者との直接の交流を避けた分だけ、自らのファンタジー中で他者のメッセージは誇張歪曲され、そこに悪意やネガティブな感情を誤って読み取り猜疑心を高めるというプロセスが生じる可能性がある。

被害念慮が比較的典型的な形で生じやすい例として、対人恐怖のみならず

その傾向を併せ持った PD や ASD について論じ，さらには最近注目されている「感覚処理の敏感さ」や HSP についても論じた。

　この対人過敏ゆえの被害妄想を経路として表される攻撃性は，私がこれまでもっぱら注目していた「自己愛憤怒」（Kohut, 1977）とは質が異なるものと言えよう。対人過敏に由来する憤怒は，自己愛憤怒のような肥大した自己愛やその背後にある恥辱の念を必ずしも必要としない。それは対人関係の希薄な人の心の中で静かに増大し，突然外在化される可能性があるという意味ではかえって分かりにくく，また他者からの共感の及びにくい類の攻撃性と言えるであろう。現代社会に生きている私たちは，恥に関するこの二種類の異なる怒りの性質とそれが生じる状況を十分に理解して扱わなくてはならないであろう。

第9章　トラウマとパーソナリティ障害

　トラウマが人のパーソナリティに影響を及ぼすことはあるのであろうか？　もしそうなら現代のパーソナリティ障害に関する理論に，それはどれほど反映されているのであろうか？　この問題について検討を加えるのが本章の目的である。

　結論から言えば，従来のPDの概念は，トラウマとの関連性を強調したものとは言えなかった。この議論がにわかに深まりを見せるきっかけになったのは，ICD-11（2022）におけるCPTSDの登場だったのである。

従来のパーソナリティ障害論の流れ

　いわゆるパーソナリティ障害personality disorder（以下本章ではPD）に関する議論は，1980年のDSM-IIIの発刊以来，自己愛性PD，ボーダーラインPDなどの10の典型的なPDのカテゴリーが列挙される，いわゆる「カテゴリカルモデル」に従ったものが提示されてきた。

　しかしそれが近年大きく様変わりをしつつある。それが顕著に表れたのが，2013年に米国で発表されたDSM-5（American Psychiatric Association, 2013）である。DSM-5ではそれまでのDSMで採用されていた多軸診断が廃止されるとともに，それまでのカテゴリカルモデルから，いわゆるディメンショナルモデル（より正確には両者を取り入れた「ハイブリッドモデル」）に一変するという触れ込みだった。しかし結局DSM-5の第II部（本体部分）で示されたものは，従来のモデルに従った10のPDであった。そしてディメンショナルモデルは第III部「新しい尺度とモデル」に「代替案」として提案される形となったのである。

　ではディメンショナルモデルとはどのようなものかといえば，それは一般

人に見られるパーソナリティ傾向の評価法を医療モデルに応用したものである。パーソナリティ傾向からいくつかのパーソナリティ特性を抽出し，それらを次元（ディメンション）とみなす。代表的なものとしては，「否定的感情」，「離隔」，「対立」，「脱抑制」，「制縛」という5つが挙げられる（ICD-11）。そして各人ごとにそれぞれがどの程度見られるか，という表記の仕方をする。わかりやすく言えば各人のパーソナリティ傾向は5次元空間上の一点として表されるのだ。

　このディメンショナルモデルが従来のカテゴリカルモデルと大きく異なるのは明らかであろう。これまでは「自己愛性PD」や「反社会性PD」などの，その名称から直感的に内容が伝わってくるようなPDが提示されていた。そして対象者がそのうちのどれに該当するかにより，その人のPDが診断されていたのだ。

　しかし人はそれぞれ多種多様なパーソナリティの偏りや特徴を有し，それらを無理にパターン化したとしても，到底上にあげた10にはとどまらない。そのため，いずれにも当てはまらない「どれにも属さないPD」という診断に分類するしかないケースが多かった。そこで考案されたのがこのディメンショナルモデルなのである。

　ディメンショナルモデルの利点は，各人のパーソナリティ傾向に寄り添った診断を下すことができるということだ。各人はそれぞれ先に述べた5次元空間の一点を与えられるからである。しかし直感的には実に分かりにくいという難点がある。たとえばいかにも「自己愛的」な人の診断も，「否定的感情：2点，離隔：1点，対立：3点…」などと表記しなくてはならなくなるからだ。

　ところで本章はこのPDの両モデルについての相違や優劣を述べることが目的ではない。問題は，「私たちに与えられているPDの概念は，トラウマの影響を加味したものなのか？」である。そしてその答えは，「否」と言わざるを得ない。しかしそれにはそれなりの理由がある。

　本来PDの概念は，「思春期以前にその傾向が見られ始め，それ以降にそれが固まるもの」として定義づけられている（DSM-5）。そこにはあたかも人格形成の臨界期において自然発生的に生じ，思春期を経て漸成的に定まっ

ていくものというニュアンスがあった。しかしパーソナリティは生物学的，ないしは遺伝的に生まれつき定められたものでは決してない。

　最近になり，PDを論じる上で二つのファクターを加味しなくてはならないという考えが見られるようになった。一つは本章で主として論じる愛着の障害や幼少時のトラウマの問題である。そしてもう一つは，いわゆる発達障害（最近の表記の仕方では「神経発達障害」）との関係である。

　現代の私たちの臨床感覚からは，人が思春期までに持つに至った思考や行動パターンは，持って生まれた気質とトラウマや愛着障害，さらには発達障害的な要素のアマルガムであることは，極めて自然なことと考えられる。

トラウマとパーソナリティ障害としてのCPTSD

　トラウマ関連障害とPDとの関係性を考える上で格好の材料を提供したのが，ICD-11に新たに加わった複雑性PTSD（以下，CPTSDと表記する）という疾患概念である。これは，「組織的暴力，家庭内殴打や児童虐待など長期反復的なトラウマ体験の後にしばしば見られる」障害とされる。そして診断基準はPTSD症状に特有の一群の症状に「自己組織化の障害Disorder of Self Organization」が組み合わさった形となっている。

　このうち自己組織化の障害は以下に示すように，過去のトラウマにより備わった一種のパーソナリティ傾向ないしはパーソナリティ障害の様相を呈している。つまりCPTSDの概念自体にPDの要素が組み込まれているということになる（以下は飛鳥井（2020）の訳を用いて論じる）。

　「自己組織化の障害」は以下の3つにより特徴づけられる。

- 感情制御の困難さ：感情反応性の亢進（傷つきやすさなど），暴力的爆発，無謀な，または自己破壊的な行動，ストレス下での遷延性の解離状態，感情麻痺および喜び又は陽性感情の欠如。
- 否定的な自己概念：自己の卑小感や敗北感，無価値観などの持続的な思い込みで，外傷的出来事に関連する深く広がった恥や自責の感情を伴う。
- 対人関係の障害：他者に親密感を持つことの困難さ，対人関係や社会参

加の回避や関心の乏しさ。

　これらの3つの条件を満たした人物像を具体的に思い浮かべた場合，おのずと一つのパーソナリティのイメージが浮かび上がって来ないだろうか。彼（女）は自分の存在を誰からも肯定されていないという考えに由来する自信のなさや，自分の存在や行動が周囲に迷惑をかけているという罪悪感や後ろめたさを持ち，そのために対人関係に入ることに大きな困難さを感じる。実際幼少時に深刻なトラウマを負った多くの患者に，この種の性格傾向を見出すことができるというのが私自身の臨床的な実感である。

　このように繰り返されたトラウマにより「自己組織化の障害」を特徴とするパーソナリティの病理が形成されるとすれば，それは従来のPDの概念にどの程度関連性が見られるのかを改めて振り返ってみよう。

　DSMにみられるPDの10のカテゴリーの中では，まずはBPDが関係する可能性がある。BPDのみが診断基準のひとつとして「一過性のストレス関連性の妄想様観念または重篤な解離症状」という，過去のストレスやトラウマに関連した症状を掲げているからである。また否定的な自己概念ということに関しては，回避性PD（非難，批判に対する恐怖，親密な関係への躊躇，新しい対人関係に入ることへの抑制，非常にネガティブな自己感など）や依存性PD（ひとり残されることへの不安や無力感）も該当する可能性がある。しかしこれらに関してはその診断基準にトラウマとの関連は明確に示されてはいない。

　またICD-11のディメンショナルモデルが掲げる顕著なパーソナリティ特性としては，否定的感情や離隔や非社交性などがトラウマと関係している可能性があろう。しかしこれらのいずれもトラウマとの関連に特に言及しているわけではない。

HermanとCPTSDの概念

　以上述べたように，PDはトラウマとは距離を置いた形で論じられてきたが，BPDだけはその概念の形成過程でトラウマとの関連性が示唆されてい

92　第Ⅱ部　トラウマと脳‐心

た。その事情を知る意味でも Judith Herman の提唱した CPTSD の概念にさ
かのぼって論じたい。

　CPTSD の概念は Herman（1992）がその著書 "Trauma and Recovery"（邦
訳『心的外傷と回復』）で提出したことに始まる。そして Herman はそれを
いわば BPD の代替案と考えていたとも言われる（Ford, Couerois, 2021）。

　この Herman の著書は，出版された当初から多くの臨床家にかなり好意的
に迎えられた。その当時すでに BPD がトラウマに由来するものではないか
という仮説は，多くの識者により提唱されていたのだ。現在でも BPD とト
ラウマの関連性については多くの研究がある。最近の研究でも BPD におい
ては情緒的な虐待とネグレクトは，その他の PD を有する人に比べて3倍多
く，健常人に比べて13倍多いとされる（Porter, Palmier-Claus, et al., 2021）。

　Herman が BPD との関連で CPTSD を提唱した経緯について，もう少し掘
り下げて論じたい。そこには少しこみいった事情もあったのである。端的に
言えば，この CPTSD の概念には Herman によりフェミニスト的な色彩が与
えられていたのだ。

　一般にトラウマ論者はフェミニズムに親和的であるが，それは多くの性被
害に遭った女性が治療対象となることを考えれば納得がいく。Herman は精
神医学の歴史において従来差別の対象とされてきた「ヒステリー」の概念を，
この CPTSD に重ねた。ただ事情を複雑にしたのは，Herman が BPD もまた
虐待を受け差別されてきた対象としてこの CPTSD に含めたことである。

　Herman は医師になる以前から反戦運動や公民権運動に身を投じていた。
そして精神科医の研修をする中で直面したのは，それまで非常にまれだと報
告されていた女性の性被害の犠牲者が，精神科の患者の中に極めて多く見出
されるという事実だった。そしてこの問題をもっと明るみに出さなければ
ならない，と考えた彼女が著したのが「心的外傷と回復」だったのである
（Webster, 2005）。

　ところで Herman がこの『心的外傷と回復』において CPTSD として具体
的に想定したものとして，BPD 以外にも解離性同一性障害（従来の多重人格
障害，以下 DID）と身体化障害があった。これらの二つは従来ヒステリーの
「解離型」，「転換型」と呼ばれていたものにおおむね相当するため，それら

をCPTSDに含めることに特に異論はなかったはずだ。しかしそこにBPDを加えることについては，違和感を覚える人がいてもおかしくない。

　Hermanの意図をさらに知るために『心的外傷と回復』の原著 "Trauma and Recovery" を改めてひも解くと，次のような記載がある。

> 「今となっては古臭いヒステリーという名前のもとに身体化障害と境界パーソナリティ障害と解離性同一性障害の三つがまとめられていたのだ。」「それらの患者は通常は女性であるが（…）それらの疾患はその信憑性が疑われ，操作的であるとされたり，詐病を疑われたりした。」「これらの診断は差別的な意味を伴い，特に境界パーソナリティ障害がそうであった。」（以上 Herman, 1992, p.123）

　そしてこれらの患者たちは「強烈で不安定な関係の持ち方を示す」。「これらの三つの共通分母は幼少時のトラウマである」（p.125）とある。つまり当時明らかにされつつあった，BPDの多くに幼少時の虐待が見られるという知見から，Hermanはトラウマ関連障害としての解離性障害と同レベルにBPDを位置付けたわけである。

　ところでこのCPSDの提唱に呼応して，Hermanの盟友である Bessel van der Kolk がそれと類似の概念DESNOS（Disorder of Extreme Stress, Not Otherwise Specified，ほかに分類されない極度のストレス障害）（van der Kolk, 2001, 2005）を提唱した。

　このDESNOSもまた，「BPD寄り」であることは以下の記述から伺える。（van der Kolk, 2001）。

> 「私たちがBPDだと考えていたケースをよく調べると，その多くがDESNOSなのだ。患者のトラウマヒストリーを詳細に聞くと，ケースの概念化と治療指針まで変わる。（中略）特にBPDのトレードマークである攻撃性，情緒的な操作性，欺きなどは，悲しみ，喪失，外傷的な悲嘆などの真正なる感情に見えてくるのだ。」「幼少時のトラウマ体験への適応として理解することで，DESNOSかBPDかの判定に大きな違いが出てくる。」（同，p.385）

　すなわちvan der KolkはBPDと診断されている患者を偏見なく診ること

で，それがDESNOSの誤診であると分かることが多い，と主張していることになる。

しかし彼の論文には次のような注目すべき記載も見られる。

> 「リサーチにより分かったのは，BPDとDESNOSは重複する部分があるものの，明確に異なる状態である」「両者は表面上は似ている。ただ慢性の情緒的な調節不全はDESNOSでは最も顕著だが，BPDではアイデンティティと他者との関りの障害の方がより重大であるというのだ。」（同，p.385）

ここにvan der KolkとHermanの微妙な温度差があるとみていいだろう。

ところで「パーソナリティ障害とCPTSD」というテーマにそってHermanの著書を読み直すと，繰り返される幼少時のトラウマのパーソナリティへの影響としては，BPD以外にも論じるべき問題があることが分かる。

そもそもHermanのCPTSDの定義には，a. 情動調整の困難，b. 対人関係能力の障害，c. 注意と意識の変化（解離など），d. 悪影響を受けた信念体系，e. 身体的苦痛あるいは解体が診断基準として挙げられているが，これらa，b，c，d，eの項目はBPD以外のパーソナリティ障害や傾向にも深く関連していることである。

Hermanに始まったCPTSDやvan der Kolkにより提唱されたDESNOSの概念は，DSM-IVのみならず，2013年のDSM-5にも採用されなかった。そのかわりDSM-5で新たに提出されたPTSDは，上記のトラウマとパーソナリティの問題に一歩踏み込んだものとなったことは注目すべきであろう。すなわちDSM-5では，PTSDに，BPDにみられるような診断基準（アイデンティティの障害，対人関係上の不信感，情動の不安定さ，衝動性，自傷行為など）が追加されたのである。これは最終的にICD-11で採用されたCPTSDへの架け橋というニュアンスを持っていた。

CPTSDとBPDの関連性——その再考

以上Hermanにより提唱された「BPD寄り」のCPTSDの概念について述べたが，ここで再び問おう。ICD-11によるCPTSDとBPDとの関連性につ

いては，結局どのように捉えたらいいのであろうか。

ICD-11が発表された後に，CPTSDがPTSDとBPDの合併症と区別されるべきかという問題がさかんに論じられるようになった。そして「自己組織化の障害」はCPTSDとBPDに共通しているというのが概ねの見解であるようである（Ford & Couerois, 2021）。しかしCPTSDのパーソナリティ傾向とBPDのそれはやはり異なるものとしてとらえるべきだという見解もある。

Cloitre（2014）は，「自己組織化の障害」はCPTSDとBPDに見られるとしているが，その上でBPDの場合にはそれ以外にも，以下の4つが特徴的であった点を強調する。それらはすなわち，見捨てられまいとする尋常ならざる努力，理想化と脱価値化の間を揺れ動く不安定で激しい対人関係，著しくかつ持続する不安定な自己イメージや感覚，衝動性，である。

そしてこれらはCPTSDではむしろ低かったということである（Cloitre, et al., 2014）。また自殺企図や自傷行為はBPDでは50％だったが，CPTSDやPTSDでは15％前後だったという。すなわちCPTSDとBPDとの関連性はそれほど高くないということになる。

改めてCPTSDの診断基準で「自己組織化の障害」として表されるパーソナリティ傾向を考えると，それはBPDに比べて「地味」であり，他罰的ではなくむしろ自罰的であると言えよう。その意味では上記のCloitreの結論は納得できるものだ。長期，特に幼少時にトラウマに晒された人々が悲観的で抑うつ的，自罰的なパーソナリティ傾向を有することは臨床場面でも見て取れることであり，それはBPDの典型像とは異なる。そして「自己組織化の障害」はそれを比較的うまく表現しているように思う。

ちなみにBPDの特徴を捉えるための概念として，私は最近提唱されているいわゆる「hyperbolic temperament」説に注目している。ボストンのZanariniのグループが1900年代末に，ボーダーラインの病理のエッセンスとして，いわゆるHyperbolic temperamentによる心の痛みが特徴であると説いた（Hopewood, et al., 2012）。これを字義通り訳すと「誇張気質」となり，誤解を生じかねないので，ここではHTと表記しておくことにする。このHTとは次のように記されている。「容易に立腹し，結果として生じる持続的な憤りを鎮めるために，自分の心の痛みがいかに深刻かを他者にわかっ

てもらうことを執拗に求める」（Zanarini & Frankenburg, 2007, p.520）。

　これはDSMのBPDの診断基準の第一項目，すなわち「他者から見捨てられることを回避するための死に物狂いの努力」（DSM-5）とほぼ同義であるように思う。ただしHTは「気質temperament」であり，すなわちゲノムにより大きく規定されていることを強調している点が特徴だ。

　以上のことから本章の一応の結論を述べよう。HermanのCPTSDの概念の提案は確かに画期的であった。慢性のトラウマを体験した人々の精神障害のプロトタイプとして掲げられたCPTSD概念には大きな意義があり，そのICD-11への掲載により，この問題に対する啓発という目的は達成された。

　ただしHermanのCPTSDの概念にBPDが含まれていたことは，BPDの病理を把握することの難しさをかえって際立たせた側面を持っていたかもしれない。そしてこれらの考察が示唆するのは，CPTSDに見られるトラウマ由来のパーソナリティ傾向は，ボーダーラインパターンのみではとらえられず，あらたにPDに追加されるべきものではないかということである。

第10章　トラウマと共感

はじめに

　共感の脳科学的な側面についての解説を行うのが，本章の目的である。近年発展の目覚ましい脳科学は，これまでは体験的に，ないしは臨床的に論じられることの多かった共感の概念にも新たな光を投げかけている。そして以下の論述からも分かる通り，共感はトラウマの文脈にも深くつながってくるテーマである。

　本章では共感とは英語のempathyと同義であるという前提で話を進めるが，このempathyはまたドイツ語のEinfühlungの直訳とされる。S. Freudが精神分析の概念をドイツ語でつづったということもあり，心理学の概念にはドイツ語圏由来のものが多いが，このempathyもその一つである。そしてこのEinfühlungには英語で表現するならば "feeling into" someone（誰かの感情に入り込む）という意味がある。Einfühlungに対応する語として英語圏にはempathy以外にもsympathy, empathic concern, compassionなどさまざまなものがあり，また日本語でも共感以外に同感，同情，思いやりなどの表現が見られる。

　本章では混乱を避ける意味でも共感＝empathyと定義づけしてしまうことにする。そしてその共感＝empathyの意味を，一般的に「他者の体験を目にした際に人が示す反応 reactions of the individual to the observed experiences of another」（Davis, 1994）としたうえで論を進める。

　上述の通り共感は，その言葉の定義だけでも錯綜し，論者によりさまざまに議論される傾向にあったが，最近一つの注目すべき傾向がある。それは共感を認知的なそれと情動的なそれとに分けて論じるという傾向である。つまり他人の気持ちを感情レベルで理解するか，認知レベルで，すなわち「理屈

で」理解するかの違いで分ける試みであり，この分類は場合によっては「冷たい認知cold cognition」と「熱い認知hot cognition」などとも呼ばれている（Brand, 1985）。

もちろん共感を認知的か情動的かで明確に分けることができるかは議論の余地がある。しかしひとまずこの理論に沿った最近の研究の動向を知り，その臨床的な有効性を論じることには意義があるであろう。特にこの路線上にある，いわゆる「心の理論」に沿った共感の理解は大いに参考になると私は考えている。

そこで本章ではまずDvash & Shamay-Tsoory（2014）の論文を手掛かりにしてこの分類に従った共感の理解についてまとめてみる。

認知的共感と心の理論

まず認知的な共感については，「心の理論theory of mind，以下ToM」についてのさまざまな研究がなされている。このToMとはわかりやすく言えば，他者の心を類推して理解する能力である。普通他者の心を理解する，と言えばそこに感情の理解も含めると考えがちであるが，ToMはもっぱら認知的な理解を指すというのが特徴的である。

ToMという用語は，1978年に発表されたPremackとWoodruff（1978）による論文「チンパンジーは心の理論を有するか？　Does the chimpanzee have a theory of mind?」において最初に用いられたとされる。それ以後，発達心理学において多くの研究が行われている。また近年Peter Fonagyなどにより論じられるいわゆる「メンタライゼーション」（Allen, Fongy, 2009）という表現も同様の意味合いで用いられている。つまりこの両者はおおむね認知的な共感に相当すると考えられる。

ToMはもともとは他人の心を理論的，認知的に推し量るという意味であると述べたが，その代表的な課題として挙げられる「サリーとアンの課題」を見ると，そのことがよくわかる。ちなみにこれは心の理論と自閉症の関連について研究したSimon Baron-Cohen（1985）が考案したものだ。

「サリーとアンの課題」とは以下のようなものだ。

二人の少女サリーとアンが寸劇に登場する。二人はそれぞれ自分の持ち物を入れる箱を持っている。まずサリーはビー玉を自分の箱に隠し，部屋から出て行ってしまう。残されたアンはサリーの箱からビー玉を取り出し，自分の箱に入れる。しばらくしてサリーが戻ってくる。ここでそれを第三者の立場から見ていた子どもにある質問がなされる。「サリーはまずどこにビー玉を探すでしょう？」

　ここでサリーが出て行った後のアンの行動に惑わされず，純粋にサリーの思考をたどることができると，その子どもは「サリーはまず自分の箱を探す」という正答に至る。そしてその場合はその子は心の理論をマスターしていると考えられる。

　ここから少し話が複雑になるが，Baron-Cohen はこの認知的なプロセスである ToM を，さらに認知的なプロセスと情緒的なプロセスに分けることを試みた。すなわち前者は相手の認知プロセスを認知的に推し量ることであり，後者は相手の情緒プロセスを認知的に推し量るということである。

　言い換えるならば，認知的 ToM とは人がどのように考えているか，情緒的な ToM とは人がどのように感じているかを理論的にたどることである。

　先ほどの「サリーとアンの課題」であれば，認知的 ToM とはたとえば「サリーは自分のビー玉はこの箱にあると考えるだろう」と相手の考え方を推量するのに対して，情緒的 ToM はたとえば「サリーは早くあのビー玉で遊びたいなと感じるはずだ」などの感情部分を理論的に考えることである。

　ここで「サリーとアンの課題」でのビー玉を，食べ物，たとえばクッキーなどに置き換えると，この情緒的 ToM が何に該当するかも考えやすいだろう。サリーが「早くクッキーを食べたいな」という期待や「あのクッキーをアンにとられてはいないかしら？」という不安を感じているのではないかと推察することは情緒的 ToM に相当するであろう。

　このように認知的共感を二つに分けたうえで前者を ToM と同等とするならば，共感は以下の①〜③の三種類に分類されることになる。

- 認知的共感＝心の理論——・認知的ToM ①
　　　　　　　　　　　・情動的ToM ②
- 情動的共感 ③

認知的共感をつかさどる脳の部位

　ところでこの共感やToMの研究は，脳科学的な研究と結びつくことでさらなる発展を見せている。最近では，脳の画像技術が進歩し，被検者にさまざまな課題を遂行してもらい，それが脳のどの部位でどのように処理されているかに関するデータを収集するという研究が数多くなされるようになった。

　具体的には，画像を通して被検者に人の視線や表情などを見せることで認知的，情緒的な動きを引き起こし，そこでさまざまな課題を行ってもらい，その間の脳の働きをMRIなどで調べるのである（Shamay-Tsoory, et al., 2005）。

　それらの研究結果を本章で詳述することはできないが，これらの課題遂行時にはたくさんの脳の部位が参加していることが分かっている。Dvash（2014）らは，上記の二つの認知的共感について，次のように脳の局在をまとめている（図10-1）。

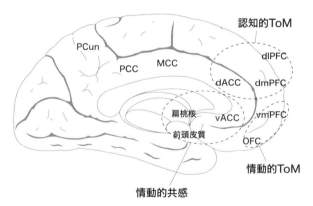

図10-1　共感と脳の部位
（Dvash, 2014, p.287 をもとに岡野が変更）

- 認知的ToM：背側前帯状回（dACC），背外側前頭皮質（dlPFC），背内側前頭前野（dmPFC），上側頭溝（STS），側頭頭頂接合部（TPJ）
- 情動的ToM：下前頭回（IFG），眼窩前頭皮質（OFC），腹内側前頭前野（vmPFC）

情動的共感

　次に情動的共感について考えよう。これには島皮質，扁桃核，前帯状回などの部位が関係しているとされる。扁桃核は言うまでもなく情動体験をつかさどる中心的な部位であり，島皮質は主観的な感情体験や身体感覚に深く関与している。また前帯状回は行動調節や社会的認知に関わっているとされる。

　ところで人の感情を理解することに関してはいわゆる理論説 theory theory とシミュレーション説 simulation theory が提唱されている。このうち理論説は，情動的共感を発揮することは，結局は理論的に相手の感情状態を推し量ることに関連していると考える。それに対してシミュレーション仮説の方は情動的共感を説明する代表的な理論である。シミュレーションとはここでは，脳を共感を向ける対象と同じように働かせることを意味するが，そこで必要となるのは理論ではなく想像であり表象を用いた心の共鳴である。

　たとえば100キロマラソンを走り終えた人に情動的共感を持つためには，同じようにマラソンを走り終えた自分というイメージを膨らませることになる。そしてその際に脳内で島，扁桃核，前帯状回とともに働くのは，下前頭回であるとされる。またそのように脳を働かせることには認知的なプロセスも含まれ，その意味では結局は上述の腹内側前頭前野による情動的ToMが同時に関わってきていることになる。

　このようにDvash（p.289）は，私たちが他人の情動を推し量るうえで，自分自身の体験の記憶（自伝的な記憶）の想起が大きく関係しており，その想起の能力と他者の気持ちを推し量る力にはかなりのオーバーラップが見られると述べる。すなわち個人内 intrapersonal ToM，ないしは自己メンタライ

ジングself-mentalizingが重要な役割を果たすとする。そしてここにもまた情動的ToMに関わるとされる副内側前頭前野が関与しているということだ。つまり共感は上述のように①〜③にきれいに分かれるわけではなく、情動的な共感には情動的なToMも関与してくると理解するべきであろう。

サイコパス、自閉症との関連

次にこれらの研究はいわゆるサイコパスや自閉症スペクトラム障害（autism spectrum disorder、以下ASD）における脳の機能不全とどの程度関わっているかについて見てみよう。

サイコパスは一般的には、最も共感能力が低い人々と考えられる。脳科学者S. Fallon（2013）は、その自伝的著書『サイコパス・インサイド』の中で、サイコパスに典型的な脳の所見として、眼窩前頭皮質、腹内側前頭前野、前帯状皮質、扁桃核の機能不全を挙げている。これらは上述の情動的ToMや情緒的共感にだいたい一致していることになる。これらが先天的に障害された際の病理現象がサイコパスということができるであろう。

他方サイコパスでは認知的ToMは冒されていない。すなわちサイコパスは相手の心のあり方を理論的に知ることに長けており、それを利用して他者を搾取することができるのだ。

ASDにおける共感の能力についても検討してみよう。ASDはToMに問題があるという説（Baron-Cohen, 1985）が知られているが、実際はどうであろうか？

ASDは社会的なコミュニケーションの問題以外にもいわゆる「制限された反復的ないしステレオタイプの行動」（DSM-5）も見られ、それらの症状には広範にわたる脳の機能の異常が反映されているという指摘がある。そのなかでもASDにおける脳の容積の異常は早くから報告されている。自閉症児は幼少時は特に前頭葉や側頭葉の容積が正常より大きく、しかし15歳ごろを過ぎると逆に小さくなるという（Nordahl, et al., 2011, Carper, et al., 2002）。

またASDでは発達早期に大脳皮質が急速に拡張された後、今度はその皮

質の厚さが減少することが指摘されている。さらに脳の機能異常の具体的な所見についても膨大な情報が蓄積されているものの，その所見は多岐にわたり，その中には再現されなかったり相互に矛盾したりするものも多い。その一つの理由としては，ASDの脳が年代により大きく変化するためとも指摘されている（Ha, et al., 2015）。その中でASDにおける扁桃核の容積の増大は多く指摘され，またその大きさは社会的な交流の難しさに比例しているとも言われている（Schumann, et al., 2009）。

全体として，ASDにおいては脳の局所的な異常よりは，皮質間の連絡の異常が主たる問題であり，それも場所によって連絡過多ないしは連絡過少が見られることから，「発達的離断症候群developmental disconnection syndrome」と言い表すことができるという（Geschwind, 2007）。そしていわゆる社会脳エリアと呼ばれる部位（中側頭回，紡錘状回，扁桃核，下前頭回など）の障害が指摘されている（Philip, Dauvermann et al., 2012）。また左側頭葉の言語処理を担う部位と前頭葉との連絡の低下が，社会的な交流の異常と関係が深いという研究もある（Hoffman, 2016）。

総じてASDの共感の障害について脳科学的な説明が十分になされるにはまだ至っていないという印象を受ける。サイコパスとASDはともに共感能力の障害が論じられているが，その脳における所見は大きく異なるということができるであろう。サイコパスは共感の欠如，ASDはToMの障害，という切り分け方はそれをやや単純化したものであると言える。

共感と右脳

共感の脳科学というテーマに関して，もう一つ挙げておくべきなのが，Allan Schoreの最近の業績であり，特に右脳に関する研究である。Schoreの理論は第2章でも詳述しているので，ここでは共感との関連においてのみ述べたい。

Schoreは母子の愛着状況において生じている現象について脳科学的に研究し，それが母親と乳児との間の脳レベルでの相互交流であることを見出した。これは乳幼児が共感能力を母親との情緒的な交流を介して身に付ける過

程を描き出した点で注目される。すでに示した認知的ToMや情緒的ToMで用いられる脳の各部位は，そもそも母親によって鍛え上げられるということができるであろう。

Schoreは言う。

「発達途上の脳の自己組織化は，もう一つの脳，もう一つの自己との関係の文脈で生起する」（Schore, 1996, p60）。そしてDumas（2011）らの研究をもとにして，次のように述べる。「[二人の人間が対面して相互交流をした場合，] 1000分の一秒のタイムスケールで，二つの脳の右頭頂部間の同期化が報告されている」。

「右側頭頭頂接合部は，社会的相互作用で活性化されることが知られており，注意処理，知覚による気付き，顔と声の処理，共感的理解の状態に中心的に関与していることを彼らは指摘している」（Schore, 2019, 小林訳 p.6）。

側頭葉は聴覚皮質において聴覚機能を担当し，頭頂葉は体性感覚をつかさどる。ここには視覚，聴覚，体性，辺縁系の各領域からも入力が行われる。そして二人の交流においては特に母子の右側頭頭頂接合部が同時に機能する。これをSchoreらは「右脳対右脳同期伝達モデル」と呼んでいる。さらにこの側頭頭頂接合部の同期化は，共有されたコミュニケーションの履歴を持つペアでのみ生起したという。

このように共感をつかさどる領域は母子関係を通しても発達すると考えることができる。すなわち共感の能力は，生まれつき有する脳の機能やその不全としてだけではなく，愛着関係を含めた発達上の問題により後天的に定まってくるとも考えられる。そしてこのことは共感の能力が脳科学的な基盤を有するとともに，治療関係を含めた対人関係によっても改変される可能性を示しているのである。

心理療法家に望まれる脳

これまでの議論を踏まえて，心理療法の実践においてどのような脳の状態がより効果的かについて論じてみたいと思う。そしてこれは先述の共感の種類に関する議論と深く関連している。臨床家の備えるべき共感能力について

は，Paul Bloom（2016）がその「反共感論」の中で興味深いエピソードをあげている。

> 仏僧にして神経科学者のMathieu Ricardは，二種類の異なる瞑想を行うことができるという。彼は，ある瞑想状態において他者の痛みについて考えると快と高揚を感じた。次に共感を覚える瞑想状態になり，同じように他者の痛みについて考えると，彼はただちに耐えがたい苦痛に見舞われ，燃え尽きたごとく消耗したそうである。

　この話からBloomは類似してはいても異なる二つの感情を提示している。それらは「偉大な思いやりgreat compassion」とセンチメンタルな思いやりsentimental compassionである（ちなみに日本語訳書では，前者は「思いやり」，後者は「共感」と表現されているが，ここでは原語に従う）。これらを本章ではより簡便に，それぞれG共感とS共感と言い表すことにする。Bloomによれば，そして患者の辛い体験を聞くと，S共感では治療者は疲弊するが，G共感では暖かくポジティブな状態でその人を助けたいと願うことになる。

　これらの共感をつかさどる脳の部位について，Bloomが示すのが，S共感の島皮質，前帯状回との，そしてG共感では内側眼窩前頭皮質，腹側線条体との関連である。すなわち脳科学的にはS共感は情動的共感に，G共感は情動的ToMに，それぞれ相当すると言える。

　このような意味での種類の異なる共感については，仏教においてしばしば論じられているという。そしてS共感は援助者の生産性を低下させ，その精神衛生を損なうと言われる。それに比べてG共感ではそのような辛さから解放され，他者を援助する際のストレスも軽減されるという（Cheng, 2014）。

　この仏教研究は，私たちが行う心理療法について考える上でも大きな示唆に富んでいる。実際に臨床家が日常の臨床業務において多くのトラウマを負った患者に情動的に共感することは，確実に治療者を疲弊させ，力を損なう。

　有能な外科医を考えればわかるとおり，痛みを体験する患者に対する援助の一番の決め手は，その状況やそこから生じる苦痛を客観的に理解し，その痛みを取り除くべく最大の努力をすることにエネルギーを費やすことのでき

106　第Ⅱ部　トラウマと脳・心

る能力なのである。

いわゆるマインドフルネス瞑想との関連で

　共感と脳について考察するならば，いわゆるマインドフルネスとの深いかかわりについても言及する必要がある。マインドフルネスはマスメディアでも広く取り上げられ，一種の流行とも言うべき現象となっている。現在心理学のさまざまな分野で脳科学的な研究が行われていることはすでに述べたが，いわゆるマインドフル瞑想に関する脳科学研究も広く行われている。

　マインドフルネスとは「いま，ここ」で起きていることに注意を向ける心理的なプロセスとされ，その言葉の由来は古代仏教の"sati"といわれる。その能力は瞑想により開発し，あるいは高めることができるとされている。マインドフルネスの広がりは2000年代に米国で東洋思想への興味が高まったことが背景にあり，メンタルヘルスの分野でも実践されることが多くなって来ている。その中でも特筆すべきこととして，この瞑想によりある脳の変化が起きることが種々の研究により報告されている。

　Tom Irland（2014）は，マインドフルネス瞑想では，扁桃核の萎縮，前頭前野の厚みの増加，扁桃核と周囲の機能的結合性の低下，注意と集中の部位の結合性の増加が起きるとする。つまりマインドフルネス瞑想によって，激しい感情に捉われることが少なく，また感情により思考能力が低下するということが少なくなるということだ。少なくともマインドフルネスにより情緒をつかさどる扁桃核が抑制されることは，情動的共感による疲労や苦痛から治療者を守ってくれることを意味する。

　さらに興味深いのは，マインドフルネス瞑想を一月行なうことにより，いわゆるデフォルト，サリエント，課題遂行という脳における三つの大きなネットワークの相互の結びつきが非常に強くなるということだ（Bremer, et al., 2022）。しかも全体としてみれば，その中でデフォルトモードは抑制されているという。デフォルトモードの活動は，くよくよ考える，などのうつ病の症状に関連していることから，デフォルトモードを抑えるという働きは抗うつ効果を伴うと考えられる。

マインドフルネス瞑想の効果やその脳内基盤に関しては，研究成果が積み上げられつつあるが，それは脳のネットワーク間の結びつけを強め，神経ネットワーク全体を活用することを促す方向に導くといえるだろう。そしてそれはセンチメンタルな共感から偉大な共感に向かうという方向性でも一致している。さらにそのトレーニングは脳の活動を実質的に変えるだけでなく，それらをつかさどる各部の容積の変化を伴う可能性すら示唆されている（ただしこの最後の点に関しては，私はそれを鵜呑みにすることなく，今後のさらなる検証を待つ必要があると考えている）。

これらのマインドフルネスの研究が示すように，G共感をはぐくむことはさらに大きな脳のネットワークの改変を促すと考えられるかもしれない。それは脳が片寄ったネットワークの過剰な興奮に留まらない，より柔軟で流動的な働きを持つということだ。それは自らの心をいたわりつつ他者に寄り添い，援助するという私たち臨床家の役割に一致した方向性を示している。

そこで問うてみよう。S共感とG共感の両者はどのように関係しているのだろうか？　私はいかなる修練を積んだ人間も，たとえば肉親の苦しみに平然といられることはないのではないかと思う。その意味でS共感は人間が避けられない感情の働きとさえ言えるであろう。

しかしその上で状況に応じてG共感に切り替えることができる能力もまた必要ではないかと思う。他者の苦しみを前にして，一緒に苦しむことがその他者のためにも自分のためにもならないような状況で，人はそれを意識的に乗り越えた力を発揮することができるかもしれない。そして治療者にはその種の能力がどうしても必要になる場合がある。

共感のトラウマ性

これまで共感について，それを基本的には人間にとって必要なもの，有益なものとして論じた。その理論に従うならば，共感を得られないことは，体験のトラウマ性を増すことになる。多くの患者にとって自分の話を信じてもらえなかった，分ってもらえなかったという体験は大きな心の痛手になる。

逆に言えばトラウマとなりうる体験も，それを分かってくれる相手と出会

うことで，深刻なトラウマ体験となることが回避されるのである。アメリカの元大統領のバラク・オバマ氏は「現代の社会や世界における最大の欠陥は共感の欠如である」といったという（『反共感論』p.28）。彼の言葉を代弁するならば，「独裁者が，わが子を戦地に送り出す自国の親や，敵国の被災者の気持ちに少しでも共感できるのであれば，あのような無慈悲な攻撃をすることはないであろう」となろうか。

　ところが最近では共感の負の側面も論じられるようになってきた。そのことを何よりも考えさせてくれるのが，すでに紹介したPaul Bloomの『反共感論』（2016）という著書である。

　Bloomは言う。「共感とはスポットライトのごとく，今ここにいる特定の人々に焦点を絞る。他方では共感は私たちを，自己の行動の長期的な影響に無関心になるように誘導し，共感の対象にならない人々，なりえない人々の苦難に対して盲目にする」（『反共感論』p.17）。

　考えてみれば，誰かが「○○教徒（××人種でもいい）はけしからん，この世から追放すべし！」と叫び，それが多くの人の共感を集め，その結果として○○教徒や××人種が差別をされたり蹂躙されたりするということがなんと多いことか！　安易な共感は攻撃に繋がると言ってもいい。

　ただし本章では共感そのものに良し悪しはない，という立場をとる。それは私たちが何に共感するかで異なる意味を持つと考えるのである。

まとめ

　この章では「トラウマと共感」と題して，共感に関する最近の脳科学的な知見をまとめた。まず紹介したのは，共感を情緒的な共感と認知的な共感に分け，後者を心の理論ToMと同等のものと見なし，それをさらに認知的なToMと情緒的ToMと分けるという最近の研究である。しかし共感という言葉自体が多義的で，それが含む内容もきわめて幅広いため，このような分類は一つの便法でしかない。他者に共感を向ける際には，他者が置かれた状況を理解すること，自分自身がその他者の状況に置かれた場合を想像することなどのさまざまな認知的作業が関わり，また同時にその他者の情動的ない

し身体的表現を感覚的に感じ取り，それに対する自らの情緒的な反応を示すというプロセスも同様に必要となる。そして後者にはミラーニューロンシステムも深く関与していると考えざるをえない。

　本章ではまたS共感とG共感という二種類の共感について示した。私たちの有する共感の能力はこれらの総合的な働きと考えることができるが，その一部は生得的なものであり，他方では母子関係によりはぐくまれる部分もある。後者に関しては本章で紹介したSchoreの研究が示すところである。

　本章の最後には，共感の欠如ではなく，共感の存在そのものがトラウマ性を帯びているという点について述べた。

第11章　トラウマと男性性

　読者は本章のタイトルに戸惑われるかもしれない。しかし男性性の問題はトラウマを考える上で極めて重要なテーマである。

　男性の私だからこそ言うべきことなのだが，男性は社会におけるトラウマの元凶と言っていい。ニュースで耳にする犯罪や加害行為の多くは，男性が首謀者であることは誰の目にも明らかだろう。しかし男性が他者に対していかにトラウマ性を発揮するか，男性側から論じられることはあまりに少ないのではないだろうか。本章ではこのテーマについて少し掘り下げて考えたい。

　まず具体的には，過去および現在の独裁者，小児性愛者，凶悪犯罪者およびサイコパスのほとんどが男性であるのはなぜか，という疑問がある。これほど明確な性差が見られる社会現象が他にあるだろうか。

臨床上の課題

　私には，この男性性とトラウマというテーマに関して考察を促されるような具体的な臨床経験がある。私は男性から性被害にあった女性の患者に会うことがとても多いが，その被害状況で実際に何が起きていたか，患者と一緒に辿ることがある。もちろんそうすること自体が再外傷体験に繋がりかねないため十分な注意が必要だが，その中で一般論として男性の加害的な性質が話題になることも少なくない。

　その際に患者から，「一体男性はそのような状況でどうしてそのような言葉や行動を取るのでしょうか？」と直接，ないしは間接的に質問を受けることがある。その際，男性の性のあり方についてどのように説明したらいいか悩むことがとても多い。その説明の仕方によっては患者の心の傷をさらに深めることが分かっているからだ。

第11章　トラウマと男性性　*111*

ここで一つの事例を出そう。

事　例

　20代の女子大学生Ａさんは，ある日所属している文科系のサークルの飲み会に参加した。そこで日頃から尊敬の念を持っていた男性の先輩と隣りどうしになり，少し長く話す機会を持った。Ａさんはその先輩への信頼の念から，少し個人的なことも話し，それを親身になって聞いてもらい，とてもうれしく思った。それから飲み会はお開きになったが，Ａさんと先輩は帰り道が一緒の方向であったこともあり，二人きりでほろ酔い加減でさらに話を続けることになったという。

　そして別れ際にある出来事があった。その先輩から無言で軽く胸を触られたのである。Ａさんは一瞬で酔いも醒めて急いで先輩から体を離し，頭が真っ白になって一人で急ぎ足で帰ってしまったという。

　この時の一瞬の体験はＡさんにとって忘れられないものになった。それはかなり深刻な心の傷になってしまった。その後Ａさんはその先輩とは距離を置いていたが，やがて同じサークルでの活動を続けることができなくなり，結局やめてしまったという。

　Ａさんは私の外来を訪れる前に，別の医師から言われたことにも少なからず傷ついたと語っていた。医師はその先輩の行動について，次のような内容のことを言ったという。

　「男性はそのような場面で豹変することがあります。あなたも気をつけなくてはなりません。」

　この医師の説明についてＡさんは言った。

　「結局男はみなオオカミだ，というわけですよね。でもその理屈を男性は一種の免罪符のように用いるのではないですか？」

　Ａさんの話を聞いて私は言葉に詰まってしまった。男性の性衝動の強さが性加害性に大きな影響を及ぼすという事実は認めざるを得ないだろう。しかしそのような説明は性被害の当事者には受け入れ難いという事情もまたよくわかる。一体これら二つの立場にどのような折り合いを付けることができるのであろうか？　そもそも男性の性衝動について男性から口にするべきではないのであろうか？

　これらの疑問は私が本章のテーマを扱う上でかなり大きなモティベーショ

ンとなっている。

男性の性愛性の持つ加害性について——なぜ男性が語らないのか？

　ここで男性の「性愛性」という言い方をするが，私は実はsexualityを「性愛性」と訳すことには少し疑問がある。それは性の性質であってそこに「愛」が含まれていないのであるから，「性性」と呼びたいところだが，そのような言葉はないので，男性の性愛性という表現をこれ以降も用いていく。

　まずは男性の性愛性についてあまり男性が語らないのはなぜか，いくつかの可能性を考えたい。私は，男性自身が持つ恥や罪悪感のせいではないかと考える。そもそも男性の性愛性は恥に満ちていると感じる。それはどういうことか。

　男性は特に罪を犯さなくても，自らの性愛性を暴露されることで社会的信用を失うケースがきわめて多い。最近ある県知事が女性との不倫の実態を，SNS上の露骨なやりとりと共に暴露されるという出来事があった。また少し前にある芸人がテレビ局の多目的トイレを用いて女性と性交渉をしたことが報じられて，職業的な人生を中断したままになっている。

　彼らは違法行為を犯したわけではなく，そこで明らかな性加害を働いたわけでもなさそうだ。しかし報道の内容は恥辱に満ち，結果的に彼らは相当な社会的制裁を加えられたと言えるだろう。常識を持った社会人であるはずの男性がこれほど愚かな行為に及ぶ背景には，確かに彼らの抑えがたい性衝動がある。

　男性の性行動は，恥だけでなく犯罪性にも繋がりやすいが，そこには一つの事実が関係している。それはいわゆるパラフィリア（小児性愛，窃視症，露出症，フェティシズムなど）の罹患者が極端に男性に偏っているという事実である。

　パラフィリアはかつて倒錯perversionとも異常性欲とも呼ばれていたものだが，その差別的なニュアンスのために1980年代にパラフィリアに呼称変更された経緯がある。確かに英語で「He is a pervert!」は，「あいつはヘンタイ野郎だ！」というかなり否定的で差別的な表現となる。

パラフィリアの定義はかなりあいまいで，むしろそれに属するものにより定義される所がある。それは窃視症，露出症，窃触症，性的サディズム，性的マゾヒズム症，フェティシズム症，異性装症（トランスベスティズム），その他である。

このリストからわかる通り，性的満足が同意のない他者を巻き込んで達成される場合，それは明らかに犯罪的，ないし病的と言えるだろう。たとえば窃視症や露出症は，相手がそれを望んで，ないしは同意しているのであれば「覗き」とも「露出」とも呼ばれないはずだ。

しかしこのパラフィリアはさらに複雑な問題をはらんでいる。それは最近あれほど叫ばれている性の多様性に，このパラフィリアがほとんど関わっていないことである。もちろん窃視症や露出症が性的な多様性に含まれないことは理解できる。しかしたとえばフェティシズムの中でも無生命のものに恋する人たち（いわゆる対物性愛object sexuality, objectophilia）が差別的な扱いを受けるとしたら，そこに十分な根拠はあるだろうか？　男性の性愛性が含み得るこれらのパラフィリア的な傾向が，それだけで病的，犯罪的とされるとしたら，それはそれで問題ではないだろうか？　「覗き」や「露出」あるいは小児性愛の嗜好があってもそれをファンタジーのレベルにとどめ，決して同意していない他者を巻き込まないとしたら，それでも病的と言えるのであろうか？

これらの問題に応える形で，DSM-5にはパラフィリアの診断基準として重要な条件が掲げられている。すなわち「その行為を同意していない人に対して実行に移したことがあるか」，または「その行為が臨床的に意味のある苦痛，または社会的，職業的，またはほかの重要な領域における機能の障害を引き起こしているか」の条件を満たすことで初めて障害として診断されるのである。

しかしフェティシズムのように生きている対象を含まない性向を，そもそも精神障害のカテゴリーに入れることに正当な意味はあるのか，という疑問は残る。ともあれ，ここでは男性の性愛性が加害傾向を必然的に帯びてしまうことが多い一つの理由として，このパラフィリアの問題を示した。

男性の性愛性の加害性と悲劇性

　ここで男性の性愛性が加害的であるだけでなく，悲劇的であるという私の論点を示したい。一つの悲劇は，サイコパスや小児性愛の傾向に，程度の差こそあれ生得的な要素が見られることである。

　性的な衝動そのものは生理学的なもので，それに善悪の判断を下すべきものではない。というよりそれが繁殖行動に結びついている限り，性的衝動は生命体にとって肯定的なものと判断すべきだろう。

　とすれば自然な性衝動を満足させるために加害的な手段をとらざるを得ない人にとって，その人の性愛性は本来的に負のもの，その存在自体が望ましくないものということになり，いわばその人は生まれながらに罪深い存在ということになる。これは非常に悲劇的な話である。

　さらに深刻なこととして，能動的，積極的な性質は男性の性的ファンタジーや性行動にとって本質の一部である可能性がある。このテーマはとても大きく深い問題を含むため，ここでは示唆するに留めるが，私自身は男性が性的な関係においてある種の積極性や能動性を発揮するものであるという考え方は，男性の側に都合の良いファンタジーであると考える立場である。そこには男性の側の脆弱さ，不安，ないしはパフォーマンスフォビアが関係している可能性がある。

　女性の側が男性に性的な関わりを積極的に求めてきた場合を考えよう。男性は女性からチャレンジを受ける立場になり，「自分にそのような能力はあるだろうか？」という不安を起こしかねない。そしてそれは一種の去勢不安が生じてもおかしくない。彼はいざという時にED（勃起不全）が生じてその場から退散せざるを得ないかもしれない。このように男性の性愛性においては受け身的であることが不安を喚起し，能動的であることに安心感を生む可能性がある（岡野，1998）。

　男性の性愛性が，能動性，すなわち自分からそれを積極的に相手に求める性質によって特徴づけられるとしたら，それは一線を超えて侵入的，破壊的，となる可能性をともない，それ自体大変大きな問題を含むことになる。

第 11 章　トラウマと男性性　*115*

　ちなみに男性の性愛性の持つ加害性については，上記の能動性の問題を持ち出すまでもなく，以下のような具体的な例を考えるだけでも明らかであるように思われる。ある女性の患者さんは次のように言う。

　　「今日ここに来る電車の中で一人の男性が私を上から下までじろっと好奇の目で見たんです。それが実に気持ち悪くてトラウマのようになってしまいました。」

　私は同様の話を多く聞くし，その女性の気持ちに共感する反面，その男性はどのような気持ちでその女性を見たのであろうか，とも考える。そしてそれは男性としての私自身が女性を見ることへのためらいの気持ちを生む。男性が魅力を感じる女性に視線を向けること自体が迷惑であり，加害的であるとしたら，これはもう男性の性愛性そのものが加害的と認めることに近くはないだろうか。

　それに対して「相手の女性が見られていることに気づかなければ，加害的とはならないのではないか？」という理屈は成立しない。それはまさに「同意を得ていない他者」を巻き込んだ「窃視」ということになり，「じろじろ見る」以上に加害性を帯びることになる。

男性は不感症という議論

　さてこの問題に関して，森岡正博氏の議論を少し紹介したい。森岡（2004）の『感じない男』はユニークな書であり，上に述べたような男性の性愛性は，男性の不感症のせいであるという結論に至っている。

　彼は男性にとっての性的興奮の高まりは，オーガスムに達するや否や一挙に消えてしまい，その快感の程度は極めて低いと指摘する。それに比べて女性ははるかに強くまた継続的な快感を体験する。また男性のようにクライマックスに達した後に一挙に消え去るということもない。そして男性はこのことに対して羨望の念を持つとし，この羨望が男性の女性に対する攻撃性として表れることがある，とする。

　この森岡の説は男性の性的な体験について赤裸々に論じたという意味で非

常に画期的であるが、私自身はこの理論に必ずしも賛意を向けられないところもある。

特に男性の女性に対する上記の意味での羨望については、そのような気持ちを体験する人もいるかもしれないが、一般化はできないのではないかと考える。男性の性愛性の含む暴力性はさらに複雑な要素が絡んでいるように思えるのである。

ただし森岡の論点のある側面は、私が以下に述べる嗜癖モデルにも通じ、その意味では参考すべき点も多いと考える。

男性の性愛性と嗜癖モデル

改めて問う。男性は性的に不感症だろうか？　すでに述べたとおり、私はそうとまでは言えないと思う。男性にとって性的交渉は大きな快楽を与えてくれる体験であることは確かだ。

しかし男性の性的な欲求は、楽しさや心地よさを得ることで充足されるとは必ずしも言えない。むしろそれが今この瞬間にまだ満たされていないことの苦痛（すなわち一種の飢餓感）が、男性を性行動に駆り立てるのだ。身も蓋もない言い方をすれば、男性の性愛欲求の達成は「排泄」に似た性質を有する。

もう少し学問的に表現するならば、男性の性的満足の機序は、嗜癖モデルに似ている。具体的には、いわゆるincentive sensitization model（ISM）（インセンティブ感作モデル、Berridge & Robinson, 2011）に従ったものとして理解できる。このモデルは次のように言い表される。

嗜癖行動においては、人はliking（心地よく感じること）よりもwanting（渇望すること）に突き動かされる。つまりそれが満たされることで得られる心地よさは僅かでありながら、現在満たされていないことの苦痛ばかりが増す。これが渇望の正体であり、それは一種の強迫に近い。

男性の性愛性もこの嗜癖に近く、ある種の性的な刺激が与えられると、性的ファンタジーが湧き、このwantingだけが過剰に増大する。しかし通常はそれを即座に満たす手段がないために、それを抑制するための甚大なエネル

ギーを注がなくてはならない。

　また男性が仮にその性的欲求を満たす相手に恵まれても，その相手と共に心地よさを味わうことからはどうしても逸脱する傾向にあり，それもまた大きな問題となる。男性は絶頂を迎える瞬間は別の人を想像することさえする。性的な刺激を加速度的に高めるためには，目の前の相手以外の誰か，場合によってはポルノグラフィーで見た女性を空想することもありうる。

　こうなると男性にとって性愛の対象の個別性や人間性はどうでもいいということになりかねない。これはある意味では相手（多くの場合女性）をモノ扱いすること objectification に繋がる。ちなみにこの理論についてさらに詳しくは Lieberman（2020）の著書をお読みいただきたい。

まとめ

　男性の性愛性は，パラフィリックな性質を本来的に有する可能性があるため，加害的にならざるを得ない。男性が他者を害することでしか性的な満足を得られない場合，その男性は理不尽にも「生まれながらに断罪されるべき運命」を背負うことになる。これを私は男性性の持つ悲劇性として捉えた。

　一般的な男性の性的満足の機序は，嗜癖モデル（ISM）に従って理解できる。すなわち性的な刺激を受けると抑えが効かないような衝動が生まれる。男性が性的満足を追求する時，目の前の対象と心地よさを分かちあうことからは逸脱する傾向にある。これは女性をモノ扱いすることに繋がり，男性の性愛性において部分対象関係が優勢になることを意味する。このような男性の性愛性は加害傾向を持ちやすく，「劣情」と呼ばれても仕方がないところがある。

　もちろんこのような性質について説明することは，性加害を行う男性を免責することにはならない。しかし男性の性犯罪が嗜癖行動の結末であることを考慮すれば，刑罰よりは治療に重点を移すべきという議論は成り立つ。また男性による性被害を予防するために，男性の性愛性についてのさらなる学問的な理解は今後も重要となるであろう。

第12章　トラウマと解離
　　　——無視されることの外傷性

はじめに

　トラウマと解離の関係は深く，私もこれまでさまざまな機会に論じてきたが（岡野，2007, 2016, 2018），本章のテーマはこれまであまり論じたことがないものである。すなわち多くの患者が体験している，自分たちの解離症状を無視されることによるトラウマの問題である。最初に論点を整理しよう。

　まず読者に以下の問いを発してみる。「解離性障害は本当に存在するのですか？」

　いきなりこう問われても戸惑う人は多いかもしれない。しかし「解離性障害dissociative disorder」という診断名の歴史は意外に浅い。精神医学の世界で解離性障害が市民権を得たのは，1980年の米国におけるDSM-IIIの発刊が契機であることは，識者がおおむね一致するところであろう。「解離性障害」がいわば「独り立ち」して精神科の診断名として掲載されたのは，この時が初めてだからだ。

　もちろんタームとしての「解離」は以前から存在していた。1952年のDSM初版には精神神経症の下位分類として「解離反応」と「転換反応」という表現が見られた。1968年のDSM-IIにはヒステリー神経症（解離型，転換型）という表現が存在した。ただしそれはまだヒステリーという時代遅れの概念の傘の下に置かれていたのである。

　さらに加えるならば，Jean-Martin Charcot，Pierre Janetらが解離概念を提唱し，フランス精神医学において一世を風靡したのは，19世紀のことであった。しかし彼らは精神医学の教授ではなかった。大学の精神医学におい

ては，解離は外形的な言動と，子宮との根拠のない関連を推測してヒステリーと分類されており，これが上述のDSM-I, IIにも引き継がれていたのである。

しかしDSM-III以降，DSM-III-R（1987），DSM-IV（1994），DSM-5（2013）と改定されるに従い，解離性障害の分類は，少なくともその細部に関して多くの変遷を遂げてきた。またDSMに一歩遅れる形で進められた世界保健機構（WHO）のICDの分類においても，同様の現象が見られた。そして同時にヒステリーや解離の概念にとって中核的な位置を占めていた「心因」や「疾病利得」ないしは「転換」などの概念が見直され，消えていく動きがみられる。

世界的な診断基準であるDSMとICDは，従来の転換症状を解離として含むか否かという点に関しては顕著な隔たりが残されている。しかしそれ以外の概念の理解や分類に関してはおおむね歩調を合わせつつある。そしてそれにともない，従来見られた解離性障害と統合失調症との診断上の混同や誤診の問題も徐々に少なくなりつつあるという印象を持つ。

しかし解離性障害には，いまだに大きな問題が残されているように思われる。それはその臨床上の取り扱われ方である。率直に言えば，解離を有する患者はしばしば誤解や偏見の対象となっている可能性がある。その傾向は解離性同一性障害（以下DID）を有する患者の扱いにおいて顕著である。

解離が誤解を受けやすい性質は半永久的なものらしく，いまだに一般の精神科医にさえ敬遠されている。また精神分析系の治療者に特に敬遠されているのは，人間の心は一つであるというFreud以来の考え方と大きく矛盾するからであろう。さらに解離症状は何らかの防衛，治療抵抗，ないしはアピールという印象を与えてしまう。その結果として交代人格を個別の人格として扱うことが誤りであるという考え方に傾く。しかしすでに一世紀前にPierre Janetは複数の心の共存を認め，解離の防衛的，力動的な理解を超える姿勢を示していたことは特筆に値するだろう。

幸いDSMやICDで診断基準が変更され，またPTSDの診断分類にも解離サブタイプが設けられることで，PTSDと解離の一種の対立構造は解消されつつある。さらにICD-11に登場したCPTSDの概念も，臨床家がトラウマ

と解離の理解を進めることに一役買っていると言えよう。

そこでいよいよ本題に入ろう。

解離はなぜ誤解され，無視されるのか

「解離はなぜ誤解され，無視されるのか？」というこの見出しは，かなり挑発的な印象を与えるかもしれない。しかし解離が多くの人々に十分に理解されていないというのは，私の偽らざる気持ちなのである。そしてこのような文章を書くことで，さらに誤解を広げることにならないかという懸念もある。なぜなら解離を持つ患者の治療に携わる人々にも誤解や無視は見られるのであり，その意味で本章は多くの同業者に不快を与えてしまう可能性があるからだ。

このテーマに関連して，私が2022年に受けた執筆依頼のことからお話したい。それに応じて執筆した論文に本章での私の意図はすでに示されているからである。

「精神看護」誌の2023年1月号の特集のテーマは，「精神科治療，この10年で覆った常識とは——"不要な神話"を手放した人たち」という奇抜なものであった。そして私の論文のタイトルは，「解離性同一性障害の臨床における『出会い』——『交代人格は無視する』ではうまく行かない」というものであった（岡野，2023）。

この論文は，その特集のテーマからもうかがえる通り，「交代人格は無視する」という「神話」が今現在も存在しているということを前提としている。そしてそのことは，日本の精神科臨床において，解離性障害，特にDIDの認知度や理解度が精神科医の間でさえ依然として低いことを意味する。

実は私が同様の問題意識を持ち始め，論文や著作でそれを論じ始めてから，すでに20年近い年月が経過している。しかしある種の驚きや意外さと共に再認識するのだが，その状況は依然として続いているらしい。そこで本章では，解離をめぐる誤解と否認についていま一度整理して論じることにする。

ある「臨床的な現実」

　解離性障害について多くの誤解が生じているという私の主張は，ある一つの「臨床的な現実」に基づいている。それは「DIDを有する人に接する時，その人が示す複数の人格（いわゆる交代人格）はそれぞれが別個の人格ないしは主体としても体験される」ということだ。その認識は体験レベルで自ずと生じてくる感覚に基づいており，それはそれぞれの人格ごとに守秘義務を守りつつ関わっていく必要性を感じるほどなのである。

　もちろん別個の人格が同じ肉体を共有していることからくる違和感は，最初はかなり強いものであり，それを受け入れることに葛藤を覚えるかもしれない。しかし各主体が個別なものとして体験されるにつれて，その違和感は縮小していく。たとえば慣れ親しんだ友人の一卵性の双子と初めて対面した場合，最初は戸惑うものの，すぐに別人として認識することができるであろう。それと同様である。

　ここに述べた「臨床的な現実」，すなわち「DIDにおける交代人格は通常は個別の人格，主体として体験されるという現実」は，もちろん私独自の体験に発するものである。しかしそれはその患者をよく知る配偶者や家族，一緒にケースを担当する心理士や同僚の精神科医などにも共有されているという実感がある。そこでより一般的な形に抽出して「臨床的な現実」と呼んでいるのである。

　私はDIDの患者をよりよく理解し，そのさまざまな臨床上の表れに接した治療者は，結果として，同様の「現実」に遭遇すると考えている。ただしそこに至るまでは上述のような違和感や葛藤を覚えるかもしれない。しかし最終的には一人の体（と言うよりは脳）に二人（あるいはそれ以上）の異なる主観が宿っていることを認めざるを得ないことになる。

　このことは紛れもない一つの現実なのであるが，厄介なことに，そのような事態を説明するような精神医学的，心理学的な理論を私たちはほとんど持ち合わせていない。しかしそれが現実である以上，それを受け入れるところから出発するしかない。

122 第Ⅱ部　トラウマと脳 - 心

ここで有名な J-M. Charcot の言葉を引いておこう（Freud, 1905）。

「理論は結構だが，現実は消えてはなくならない。La théorie, c'est bon, mais, ça n'empêche pas d'exister.」

私が「臨床的な現実」と呼んだ事態を比較的柔軟に受け入れるのは，患者と同居する肉親や恋人や配偶者であったりする。切り取られた臨床的な出会いしか持てない精神科医と違い，彼らは DID を有する人と身近に生活を共にするからである。この点に関して私は最近とても印象に残る体験を持った。

　　　私が DID の存在を特に疑ってはいなかったうつ症状を呈するある女性の若い患者（A さんとしよう）の母親が，ある日緊急の連絡を入れてきた。A さんとは異なる人格 B さんが現れたというのである。母親はある日学校から帰宅した自分の娘が突然別の名前 B で自己紹介をしたことに非常に驚いたという。そして私自身も次の診察日にいつもの A さんとは異なる B さんと出会ったのだ。しかし母親はかなり早いうちから B さんを，まるで A さんの双子の姉妹のように見做して接し始めた。私は，「昨日は B ちゃんとこんなことについて話したんです」という母親の親しみを込めた表現に新鮮な驚きを感じた。自分の娘をよく知っているこの母親の見せた DID という状態の受け入れは，その事実から出発しない限りわが子を理解できないという事情から出発していたものと思われる。

同様の臨床的な例は枚挙にいとまがない。ある患者は，主人格にはなついているペットの犬が，別人格と察知した際には近づきもしないという体験を語った。別の患者は，異なる人格の存在を幼い自分の子どもには悟られまいと苦心していたが，子どもの方が先に「お母さんは二人いる」と言い出したことに戸惑ったという。ペットや幼い子は，理屈ではなく直感的に別人をそれと認識するだろう。これもまた「臨床的な現実」の証左と言えないだろうか。

解離をめぐる誤解と否認の三段階

上述の「臨床的な現実」を前提とすると，解離に関する誤解にさまざまなレベルや種類があることが見出せるが，私はそれを以下の三段階に分けて論じることが可能と考える。一段階目は治療者が解離性障害の存在を否認する

という立場である。二段階目は，治療者が解離性障害の存在を認知したうえで，それでも臨床場面で交代人格と出会うことを回避する傾向ないしは立場である。そして三段階目は，治療者が交代人格と実際に関わる際に，交代人格を個別の，かつ独立した一つの人格としては認めないという姿勢である。

第一段階　解離性障害は存在しない

　解離性障害に関する誤解や否認の第一段階は，そのような疾患ないしは状態を認知しないというものである。ただしこれは精神科医や心理士の間で表立っては聞かれないであろう。通常の専門知識を有する精神医療関係者であれば，「解離性障害」が米国のDSMやWHOのICDなどの世界的な診断基準に掲載されていることを常識レベルでは理解しているはずだからだ。

　ただしこの「解離性障害は存在しない」という立場は現在でも専門家の間に存在する。それは解離性障害を医原性のもの，ある意味では人工的に作り出されたものとする学説である。

　精神医学史の該当部分を手短に遡ってみよう。DIDを含む解離性障害が1980年にDSM-IIIに登場した後の1990年代になっても，解離性障害をめぐる以下の二つの立場の対立が見られた（Meganck, 2017）。それらはPTM（トラウマ後モデル posttraumatic model）とSCM（社会認知モデル sociocognitive model）と呼ばれるものである。

　このうちPTM（以下，トラウマモデル）は解離の治療者の多くに馴染のあるモデルであり，解離は早期のトラウマ体験に由来するものと理解する。そしてそのトラウマとして考えられたのは，最初は性的虐待や身体的虐待であったが，最近では愛着障害が中心テーマとなりつつあるという歴史的な変遷がある（Meganck, 2017）。このトラウマモデルでは，治療の焦点はトラウマ及び交代人格に当てられる。

　他方の社会認知モデルは，DIDは医原性のものだと主張する。この説によれば，DIDはトラウマに起因するのではなく，文化的な役割の再演 cultural role enactment ないしは社会が作り出した構成概念 social constructions である。つまり治療者の示唆，メディアの影響，社会からの期待などにより人格が人為的に作り出されるという。

124 第Ⅱ部 トラウマと脳‐心

このモデルの代表的な論客であるSpanosは以下のように述べている。

> 「過去20年の間に，北米では多重人格は極めて知られた話になり，自らの欲求不満を表現する正当な手段，及び他者を操作して注目を浴びるための方便となっている。」(Spanos, 1994)

同様の主張は臨床家に向けて書かれた著書などにも見られる。エモリー大学准教授のScott Lilienfeld（2003）らは社会認知モデルを擁護しつつ以下のように述べる。

> 「[DIDは]すべての診断の中で，議論の余地が最も多く残されている診断である」（邦訳, p.88）。「[DIDの]標準的な治療業務では多くの場合，交代人格が現れるように促し，あたかも個々の交代人格にアイデンティティがあるかのように扱っている。」（同, p.100）

このLilienfeldの主張はDIDの報告が近年急激に増えたこと，交代人格の数は，心理療法が進むにつれて増加する傾向があること，などを傍証とする。またDIDの患者が治療を受ける以前に症状を示すことは極めてまれであることなどをその論拠にしている（同, p.114）。

　ちなみに私は本章の執筆にあたって解離性障害についてのさまざまな議論をできるだけ平等な立場から紹介するつもりでいた。この社会認知説を紹介するのもその目的からである。しかし少し読んだだけでも，その誤謬性は私の想像をはるかに超えたものであると改めて実感する。

　彼らの主張をひとことでまとめれば，「治療者が交代人格を生み出している」ということになる。しかし実際に患者からよく聞くのは，別人格は当人が知らないところでまず出現し，それを周囲から指摘されるというパターンである。そして多くの患者は異なる人格の存在を否認したり隠そうとしたりする。「おかしな人」と思われたくないからだ。そのことは個々のケースに虚心坦懐に触れればわかることである。なぜならそれが「臨床的な現実」だからだ。社会認知説の主張の内容は，その論者たちが実際のケースにまだ触れていない（あるいは触れることを拒否している）という事実を明かしているに過ぎない。

もちろん治療者に強く暗示を受けて人格が生み出される可能性は否定できない。私のあるケースに，占い師に「霊が見える」と言われてから本当に霊が乗り移った状態になったという患者がいた。しかし問題は臨床上出会うDIDの患者全体のうち，そのようなケースがどの程度を占めるのか，ということだ。

　逆に，社会認知説を奉じる治療者の「あなたの人格は人為的に作り出されたもの」という強い主張に影響されることで，実際に存在する交代人格が当人自身に否認されてしまう可能性も無視できないだろう。

　ちなみにこの社会認知説に対する臨床家からの反論については，たとえばGleaves（2006）やLynn（2019）の論文を挙げたい。

　それでも驚くべきことは，現在においてもこの二つのモデルが対立しているということだ。他の精神科疾患との違いは顕著である。（たとえば「統合失調症や双極性障害は医原性である」という説が現在も専門家による議論の対象となっているとは想像できない。）

DIDをめぐる無知による認知バイアス

　ここで私が試みるのは，社会認知モデルの提唱者に対する論駁ではない。多くの臨床家が臨床診断としての解離性障害の信憑性を受け入れつつも，臨床で出会う解離症状を否認する傾向を示すのはなぜなのかについて考えることである。そこには以下に述べる「無知による認知バイアス」が関係しているように思われる。

　「無知による認知バイアス」とは，ある事柄についての知識を十分に有していない人が，その事柄の存在自体を軽視したり否認したりする傾向である。いわば「無知であることを否認する」のである。

　経済学者Daniel Kahneman（2013）はその著書『ファスト＆スロー』で，「自分に見えているものがすべてだ（What you see is all there is, WYSIATI）」という認知バイアスについて語っている。WYSIATIとは要するに，世界は私たちが知っていることだけで構成されていると錯覚することだ。つまり目の前で生じていることであっても，自分がそれについて知識を持たなければ

説明しようとしない（あるいは実質上できない）のである。

　私たちは目の前で起きていることについて説明を試みる際に，自分のよく知らないピースを組み合わせてパズルを解こうとはしない。この傾向は私たちが自覚するよりはるかに強固であり，Kahnemanは「私たちは自分たちの無知に関して無知でいられる無限の能力を有している」とまで言う。

　この第一段階の誤解や否認は，解離についての（少なくとも認知レベルでの）知識を有していない，ということではない。それは知識としてはあっても，具体的な臨床体験に基づくものではないためにパズルのピースとしては有効ではなく，臨床像を理解するために用いることはできないということである。

　たとえばある患者Cが担当医師に対して，いつもと違った声の調子や雰囲気で語りかけてくるとしよう。そしてCは前回の診察の時に語ったことを覚えていないという。その医師はCの様子に戸惑い，また不思議に思うだろう。しかし前回の診察時との雰囲気の違いについては，Cが同時に有している双極性障害により説明し，また前回の診察の記憶がないことについてはCの不注意傾向や，治療に対する抵抗により説明して済ませてしまうかもしれない。

　その医師は解離性障害の知識は持っていたかもしれない。しかし実際に臨床上で遭遇したことはないため，その状況を解離症状としてよりよく説明するためのピースを持ち合わせていないのだ。

　このように第一段階における「解離性障害は存在しない」という誤解は，DIDを認知している治療者によっても無自覚的に生じる可能性があるのである。

第二段階　交代人格は無視すべきである

　解離をめぐる誤解と否認の第二段階は，DIDの存在については認めるものの，交代人格にはかかわらない，無視すべきであるという方針に見られる。この段階にある臨床家は決して少なくない可能性がある。トラウマ治療で名高い杉山登志郎（2020）は以下のように述べる。

　　「一般の精神科医療の中で，多重人格には『取り合わない』という治療方法（こ

第 12 章　トラウマと解離　*127*

れを治療というのだろうか？─ママ）が，主流になっているように感じる。だがこれは，多重人格成立の過程から見ると，誤った対応と言わざるを得ない。」(p.105)

　このレベルの誤解，すなわち DID という病態の存在は認めつつ，交代人格を無視するという立場は，第一段階よりはその誤解の程度は低いといえよう。ただし考え方によっては，臨床場面ではより複雑な問題を生む可能性がある。

　ある DID を有する患者は以前かかっていた医師から次のように言われたと報告する。

　「私は解離についてはとてもよく勉強しています。そのうえで私の立場は，交代人格については扱うべきではない，というものです。」

　このように告げられた彼女は，最初から医者に「解離は信じません」と告げられるより，さらに当惑したという。解離に関する専門的知識を有しているという精神科医から「交代人格とは会わない」と言われ，中で聞いていた交代人格たちが，自分たちの存在そのものを否定されたと感じたからだ。

　ちなみに現代の標準的な精神科のテキストは，もちろん交代人格を扱うことは治療の一つのプロセスとして明記している。

　　「精神療法的なアプローチは，診断を再確認し，さまざまなパーソナリティを
　　同定し，その特徴を明らかにすることから始まる。」(Sadock, 2020)

　このレベルの誤解に関して，私はかつて「解離否認症候群」という概念を提示したことがある（岡野，2015）。当時は，学術的な概念というよりは皮肉を交えた表現のつもりだった。しかし私はこの「症候群」に該当する治療者は依然として多いと感じて，近著（岡野，2022）でも再録した。すなわち以下は最初の提示の再々録ということになる。

「解離否認症候群」を有する治療者は 6 項目にわたる特徴を有する。
1. 私は典型的な DID に出会ったことは多少なりともある。

2. 私は「自分は自分がDIDである」という人たちにも何人か出会ったことがある。

3. 「自分がいくつかの交代人格を持つ」という人たちの主張は基本的に「アピール」であり，それ自体が彼らにとってのアイデンティティとなっている。

4. そのような人たちへの最善の対処の仕方は，交代人格が出現した場合に，それを相手にしないことである。

5. 交代人格は，それを相手にしないことで，その出現は起きなくなる。

6. 解離性障害，特にDIDはその少なくとも一部は医原性と見なすことができる。

この1.は「私はDIDに出会ったことはない」とは決して言っていないというところがポイントだ。つまり実際のDIDの患者との接触はあり，その意味では素人ではないと主張していることになる（つまり上に述べた例がまさにこれに該当する）。

また2.は，実際のDIDの症例以上に「自称DID」の人々に接し，それらの人々の訴えは3.で示すとおり，一種のアピール，自己主張であるにすぎない，とする。そして4, 5.で示すとおり，その最も有効な対処法は，それらの人を相手にしない，真剣に受け止めないということであるとしている。

この「相手にしない」という方針は実に「効果的」であることは確かである。なぜなら一度相手にされない体験を持った人格さんは，もう二度とその治療者の前には出たいとは思わないであろうからだ。そして解離症状は見かけ上は消失することになろう。

すでに述べたとおり，この第二段階の否認は，解離性障害の存在を認めることで，精神医学的な知識を備えていることをエクスキューズにしているという意味で，「第一段階」の否認以上に手ごわいと言えるのかもしれない。

この解離否認症候群は治療者に限らず，患者さんの家族にもみられることがある。この症候群を有する家族は，家族の一員が呈する解離症状を，ある種の利得（いわゆる「疾病利得」）を求めるものとして考える傾向にある。その利得には登校や出社を免れる，あるいは他人の同情を買う，などさまざま

なものが含まれる。

　実際の例を挙げてみよう。

　　　私の患者のある既婚中年男性Dは，解離性遁走でひと月ほど地方をさまよった。そしてふと我に返った時は，自分の来歴を何一つ思い出せなかった。それでも身に着けていた身分証を頼りに何とか帰宅した。しかし自分の妻子どころか，驚いて駆けつけてきた自分の母親さえも認識できず，その場に居合わせた皆が途方に暮れてしまったという。妻は激怒し，「あなたは家庭を捨てて自由になりたかったんでしょう？　なんと無責任なんでしょう！」と彼を厳しく責め，離婚を持ち出した。私は主治医として，Dの解離性遁走に家庭への不満はあまり関係していないと理解していた。むしろ仕事場での上司との確執からくるストレスが彼の遁走に大きく関係していると考えていた。そこで私はご家族にそのことを説明し，妻には離婚を踏みとどまることを勧めた。しかし夫への不信感はしばらく消えなかった。彼女にはDの失踪は意図的なものであり，家族への責任を放棄して逃げ出すための行為にしか思えなかったのである。

第三段階　交代人格はやがて統合されるべきである

　この段階での誤解は，交代人格が最終的に統合されて一つになることが治療の最終目標であるという考え方にある。この誤解は，第一，第二の段階の誤解を持つことなく，DIDの存在を実感し，治療場面やそれ以外で交代人格に出会うという経験を持っている臨床家にも生じうる。

　私はこれを誤解の一つの段階として示すにあたって断り書きをしておきたい。複数の交代人格が一つに統合されることを目指すか，それとも彼（女）たちの平和的な共存を優先するかという議論は，現代のDIDの治療者の間でも意見が分かれる問題であり，以下に示すのはあくまでも私見であることをご理解いただきたいのである。

　私が解離の治療を始めた1990年代は，Richard Kluft, Frank Putnam, Colin Rossをはじめとする解離性障害の大御所たちが，人格の統合を目指すという治療目標を提唱し，当時は私もそれに違和感を持つことはなかった。しかし実際の解離の患者の多くが，統合を目指すという治療方針を「交代人格たちが消されること」と受け取り，内部の人格の一部が不安や恐怖を感じると報告するのを聞き，患者に治療方針を伝える際にその点に留意するよう

130 第Ⅱ部　トラウマと脳-心

になった。

　ただし私が統合を目指すという方針を掲げるべきでないと思うようになったのは，それが患者を恐れさせるからではない。その治療方針が正しく，またそれが最終的に患者の精神衛生の向上に寄与すると思われれば，もちろんそれを採用すべきであろう。たとえば未治療の統合失調症の患者が薬物療法にあたかも毒物を与えられるような恐怖を抱くとしても，医師はその治療効果を否定すべきではない。

　私が統合を目指すべきでないと考える一番の理由は，患者が自然と統合に向かうことは通常はあまり起きないからである。私がこれまでに治療的に関わったほとんどの患者は，その状態が快方に向かう場合には，それまで多く出現していた交代人格の数が減少して行った。それは確かなことである。しかしそれは人格のそれぞれの性質がまとまって一つに統合されていくという意味ではない。

　交代人格があまり姿を見せなくなる場合，その人格が「休眠状態に入る」という表現がおそらく最も適切であろうと思う。その人格は「消えた」わけではなく，時折何かの刺激に反応する形で姿を現し，また眠りに入る。このプロセスが主人格との統合とは考えられないのは，上記のように時折姿を現した時のその人格が，ほぼ入眠する前のプロフィールを保っているからだ。そしてその人格はたいてい「長い時間眠っていて，ふと起きたらいつの間にか時間が経っていて驚いた」という体験を伝えてくる。

　交代人格の数の減少の結果として，最終的には二人ないし三人の人格が主たる登場人物として残ることが多い。もちろん最終的に一人の人格が残ることもあるが，それはかならずしも主人格や基本人格ではない。ふとしたきっかけである時点から出るようになった人格が主人格となり，そのまま最後まで残ることもある。

　ただし人格どうしの「分裂」や「合体」という表現は，時折患者自身からも聞く。「Aという人格がBとCに分かれた」，とか「BとCが合体した」という体験を彼らは語り，分裂や合体により人格の数が増えたり減ったりということは比較的頻繁に起きているようだ。ある人格が別の人格の持っていた記憶や習慣ないしは性癖を引き継いだという話も聞く。

しかしその流れでいくつかの人格たちが次々と合体して最後には一つになった（つまり「統合した」）という例には，不思議と出会わないのである。

交代人格が持っていた性質を主人格が獲得することで，その交代人格が出現する根拠がなくなっていく様子は時々見られる。たとえば自分の意見を強く言えなかった主人格が，人生経験を積みカウンセリングを受けることである程度の押しの強さを身に着けたとしよう。それによって強引な相手にも自分の考えを伝えることができるようになり，それまで主人格を助け，その主張を代弁する役割を担っていた交代人格の出番がなくなる場合がある。これは望ましい統合に一番近く，治療者としても非常に喜ばしい経過である。

このように統合が自然に，ないしは治療の結果として生じるのであれば，これほど望ましいことはないとさえ思える。一方，統合を目指す治療においては，治療者側から「あなたたちは統合されるべきです」ないしは「今統合されました」という強い示唆が与えられ，それに患者が反応した結果として「疑似統合」が生じる可能性が懸念される。しかし「統合されたと思っていましたが，やはり分かれていました」という患者の話も稀ならず聞くのだ。

この流れで社会認知モデルの提唱者に対してもひとこと言うならば，「医原性」による交代人格の出現を懸念するならば，同じように「医原性」の疑似統合や，解離症状の否認を生み出す危険性にも同時に懸念すべきではないだろうかということである。

DIDを通して人格の在り方について考える

最近つくづく思うことだが，この第三段階の誤解である「交代人格たちはやがて統合されるべきである」という考え方は，治療者も含めた多くの人がごく自然に持つ発想であるということだ。そしてそれと対になっているのが，「交代人格は最初は一つであった人格が分裂してできたものである」という考えである。この両者がそろうことで，「最初は一つであった人格から分裂してできた交代人格たちは，本来の一つの人格に統合されるべきである」というロジックが完結するのである（私も「臨床的な現実」を体験する前は，特に疑問を持つことなくこのロジックを受け入れていた）。

132 第Ⅱ部 トラウマと脳-心

しかし「最初の人格が分裂して…」というこの発想もまた誤解を含んでいると私は考える。交代人格は，多くの場合最初は一つであった人格の他に新たに出現するという方がむしろ一般的であるからだ。患者の話を聞くと，最初の交代人格は，何らかのきっかけで突然出現する形を取るようである。ある患者は最初の交代人格の出現を「人形が話しかけてきたのでびっくりした」と回顧した。また別の患者は「クラスに転校生が現れた」という形で体験した。つまりどこにも「分裂」は生じていない。

人格は一つから分かれたのか，それとも別個にでき上がるのか，という議論には19世紀末に遡る歴史的な背景がある。John O'Neil（2009）は意識のスプリッティングの二つのタイプを示し，それらを分裂divisionと増殖multiplicationとした。前者は人格が分かれると考えるタイプであり，後者は新たにでき上がるというタイプである。O'Neilはこれらの混同が概念上の混乱を招いたとする。

このO'Neilの分類によれば，私が主張しているDIDの交代人格の成立の仕方は後者の「増殖」に相当するが，19世紀末にこのことを明言したのがPierre Janetである。彼はそれを「解離の第二原則」として言い表している。

> 「主たるパーソナリティの単一性は変わらない。そこから何もちぎれて行かないし，分割もされない。解離の体験は常に，それが生じた瞬間から，第二のシステムに属する。」（Janet, 1887）

Janetが主張したような，交代人格が増殖の形を取るという認識は，交代人格を一つの個別の人格と見なす立場を生む。他方，分裂と取る立場は，交代人格を部分，パーツと見なす立場に通じる。

この後者の立場は，現在の解離の臨床において主流とみられる。それは交代人格がしばしば部分partsとして言い表されることに如実に表れている。私はこれもまた一つの誤解（いわば第四段階の誤解，というべきであろうが）として指摘しておきたいが，それは臨床上深刻な問題を及ぼすと考えるからだ。すなわちそれは交代人格を一つの人格として遇さないという姿勢を意味し，交代人格への偏見にもつながりかねないのである。

私がこの問題の深刻さを改めて感じたのは，DSMにおける解離の記載に

貢献したDavid Spiegel氏の1994年の言葉を再発見してからである。彼は
DSM-IVにおけるDIDという新たな名称の採用に際して，それまでのMPD
（多重人格障害）が誤解を招きかねない点を指摘して以下のように述べている。

> 「誤解してはならないのは，DIDの患者の問題は，複数の人格を持っていることではない。（満足な）人格を一つも持てないことが問題なのだ。」（Spiegel, 2006）

Spiegelの指摘は主人格を含むあらゆる人格に向けられていると考えるべきであろうが，それをいわば「人格以下」と考えることは，DIDを有する人々の人権の侵害にもつながりかねないと懸念するのは私の取り越し苦労だろうか（ちなみにこの議論についても私の2022年の書籍に詳しく論じてある）。

最後に

本章では解離性障害にまつわる誤解について三つの段階を示して論じた。これらの偏見は，ある意味では解離をどうとらえるかという問題を超えて，心を，人格をどのように捉え，どのように遇するかという議論に繋がっていると言えるかもしれない。

第Ⅲ部
トラウマと脳-身体

第13章　トラウマと身体

トラウマは身体に刻印される

　本章とこれに続く2つの章では，トラウマ（本章でも引き続き心的トラウマの意味で用いる）がいかに身体的なレベルで継続的な影響を及ぼすかについて論じる。

　私は仕事柄，トラウマを負った方々や解離症状を持つ方々と臨床の場で出会うことが多い。そこで改めて気付くのは，彼らの非常に多くが身体の症状を持っていることである。

　トラウマ治療の巨匠Bessel van der Kolk先生の本に，最近ベストセラーになった『身体はトラウマを記録する』がある（van der Kolk, 2014）。原題は"The Body Keeps the Score"であるが，ニュアンスとしては「トラウマは身体に刻印される」と表現できるのではないかと思う。トラウマ体験は本人の意図に関わらず，いやがおうでも体に刻み付けられてしまうという受け身的な体験だからだ。

　実際van der Kolkは「トラウマはいかに身体に埋め込まれるのか？　How Trauma Lodges in the Body」という，さらに強い表現を用いた題名のビデオを公開している（https://www.wnyc.org/story/766d1ee013bbc063fb82a6e0/）。

　特に身体的，性的な暴力が含まれる深刻なトラウマの場合は，「刻印」のされ方は極めて深刻でかつ永続的であり，精神症状のみならずさまざまな身体症状を伴う。

　本書の第1章「脳とトラウマ」では，脳がトラウマの首座であるという点を強調した。しかしトラウマは，視覚，聴覚などの五感に表れるだけでなく，トラウマを受けた際に体に感じた痛みや苦しさがトラウマの想起と共にその

まま再現されることもある。さらには心臓や血管などの循環器や呼吸器，内分泌に関わる臓器にも症状として表れることがある。このようにトラウマの表現形態が，それが身体に刻印されることを示している。

DSM-III（1980）で正式にトラウマ関連疾患として提示されたPTSD（post-traumatic stress disorder，心的外傷後ストレス障害）の概念の前身は，第1章でも触れた「シェルショック」や，Abram Kardinerら（1947）の「戦争神経症」であった。そしてそこにはすでに心的なトラウマに伴うさまざまな身体症状が詳細に記載されていたのである。近年では医学的な技術の発展に伴い，身体症状の生じる脳生理学的なメカニズムも明らかにされつつある。

本章ではトラウマと身体に関わる概論として，以下の四項目を設けたい。それらはフラッシュバックに伴うもの，転換症状，自律神経系の症状，その他，である。

フラッシュバックに伴う身体症状とPTSDの脳モデル

トラウマの身体症状としてまず挙げられなくてはならないのが，いわゆるフラッシュバックという現象である。この仕組みについては第1章の「トラウマと脳」で「PTSDの脳モデル」を説明する中で簡単に触れたが，ここではフラッシュバックに伴うさまざまな身体症状も含めて詳述しよう。PTSDにおいて生じるフラッシュバックの機序は以下のように説明される（van der Kolk, 2015）。

フラッシュバックは多くの場合，何らかの知覚刺激がトリガーとなるが，それが大脳皮質の一次感覚野を経て最初にインプットされるのが視床という部位である。そこでそれまで断片的であった知覚情報に関するおおまかな意味が与えられる。

たとえば森の中を歩いていたら，長い紐状のものが上から降ってきたとしよう。あなたはそれを一瞬は蛇ではないかと思い，体はそれに反応してそこから飛びのくなどの行動をとるはずだ。その時最初の知覚情報から「ヘビだ！」と認識するのが視床である。そしてその情報は即座に情動の処理や記憶に関わる扁桃核amygdalaに送られる。

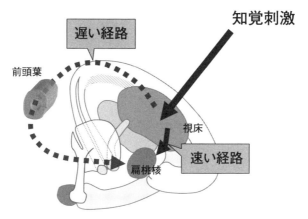

図13-1 速い経路と遅い経路

　扁桃核はそれを危険と認識し，視床下部や脳幹に指令を発して，ストレスホルモン（コルチゾールとアドレナリン）を放出するとともに交感神経を刺激して動悸，頻脈，発汗，瞳孔の散大，骨格筋の緊張などを促すことで，闘争‐逃避反応の準備を整える。

　ここで重要なのは，視床からの情報は扁桃核とは別に大脳皮質にも送られ，そこでより詳細な処理が行われることである。しかし扁桃核を経る経路は瞬時に起きるのに比べて，前頭前皮質への情報伝達は遅いということである。これをJoseph Ledeux（1996）はlow roadとhigh roadという二つの経路により説明しているが，私はそれを「速い経路」と「遅い経路」として図案化してみた（図13-1）。

　上述のように知覚刺激は視床から扁桃核に伝わり，いわば脳内にアラームが鳴りわたる（速い経路）一方で，その情報はワンテンポ遅れて大脳の前頭皮質にも伝わり（遅い経路），そして総合的な判断が下されるのだ。そしてたとえば「なんだ，良く見直したら，ただの木の枝じゃないか」ということになれば，闘争‐逃避反応にストップがかけられるのである。

　この「速い経路」による扁桃核の興奮は，体験の感情部分の記憶の定着を促す一方では，海馬を強く抑制することが知られる。それにより陳述的な記憶の部分の定着が妨げられることで，いわゆる「トラウマ記憶」が成立する。

そしてこの興奮パターンが脳に形成されると，将来そのトラウマを想起させるような刺激を受けるたびに，脳が一時的にそのトラウマの時と同様の状態になる。それがフラッシュバックである。

このように通常のフラッシュバックは交感神経の興奮と副交感神経の抑制ということが同時に起きるのであるが，最近はこのフラッシュバックの際の身体症状について新たな理解が示された。実は患者によっては昔のトラウマ状況を思い出させるような刺激により，上に述べた状態と逆のパターンが生じるというのである。

その場合はむしろ交感神経の活動低下と副交感神経の活動昂進という，逆のパターンが生じることになり，これは精神のレベルでは解離症状に相当する。そこでそれはDSM-5（2013）の診断基準においてPTSDの「解離症状を伴う」タイプとして分類されることになったのである。

転換症状としての身体症状

転換症状とは感覚器や随意筋による運動器に現れる症状である。それは極めて多彩な臨床症状として表現される可能性があるが，患者はその症状の特徴から最初に脳神経内科や脳神経外科を受診することが多い。しかし症状を呈している器官に器質的な原因が何ら見出されないことから，この転換症状が疑われることになる。

ちなみに最新の診断基準であるDSM-5（2013）およびICD-10（2022）では「転換性障害」にかわって機能性神経症状症ないしは解離性神経症状症という診断名が採用された。いわば「転換」という表現が表舞台から消えつつあるのだが，その背景にある複雑な事情は，第15章の「トラウマと心身相関の問題」で改めて論じることにする。

自律神経系を介する症状

トラウマは自律神経系を介して運動・感覚器官以外にもさまざまな身体症状にかかわっている可能性がある。自律神経は全身に分布し，血管，汗腺，

140　第Ⅲ部　トラウマと脳 - 身体

唾液腺，内臓器，一部の感覚器官を支配している。自律神経系は交感神経系と副交感（迷走）神経系からなるが，通常は両者の間で微妙なバランスが保たれており，それを意図的にコントロールすることはできない。そしてストレスやトラウマなどでこのバランスが崩れた際に，さまざまな身体症状が表れるのである。

　それはたとえば職場のストレスを抱える人が，出勤の途中で激しい眩暈と動悸，発汗を呈するといった形を取るかもしれない。その場合，内科や眼科，耳鼻科などを受診しても特定の診断は見出せず，対症療法的な薬物の投与の上に精神科や心療内科の受診を勧められることになるだろう。

　このトラウマと自律神経の関係については，以下の第14章でより詳しく扱う。

第14章　トラウマと自律神経
——ポリヴェーガル理論をもとに

　本章のテーマは「トラウマと自律神経」である。前章で述べたように，トラウマは脳を首座としつつ，その症状は身体に刻印され，そこには種々の臓器も含まれる。そしてそれら臓器を主として統御するのが自律神経系である。

　具体例から入ろう。なにか心配事があると，胃がぱったり動きを止めてしまい，まったく食欲が失せてしまうという方はいないだろうか？　家族や仲間との食事の最中に気分を害されたり，口論になったりして，途中から箸が止まり，それ以上食事が喉を通らなくなった，などの経験を持つ方もいらっしゃるであろう。

　あるいは職場でパワハラを受けている人は，休日でも明日また顔を合わせなくてはならない上司のことを考えると，とたんに心臓がドキドキし出すことがあるだろう。さらには休み明けの登校日の朝にはいつも大腸がグルグル動き出してトイレに駆け込みたくなる学生もいるだろう。

　これらの例は私たちが体の中に備えている各種の臓器がいかにストレスやトラウマに敏感に反応するか，非常に分かりやすく示している。そしてそれらの臓器と脳を結んでいるのがいわゆる自律神経系であり，さまざまなホルモンやサイトカインなどの化学物質である。

　ところでトラウマと自律神経に関する最近の文献で，「ポリヴェーガル理論Polyvagal theory」に言及されていないものはほとんどないという印象を受ける。この理論は，トラウマのみならず，解離性障害，愛着など，さまざまな分野に強い影響を及ぼしているが，そこで主に扱われるのも臓器である。Stephen Porgesという米国の生理学者が1990年代から提唱しているこの理論は，トラウマ理解にどのようなインパクトを与えているのだろうか。それ

142 第Ⅲ部　トラウマと脳 - 身体

を論じることは簡単ではないが，輪郭だけでも示すことで，この理論が私たちに提供してくれているトラウマに関する新たな理解を示したい。

Porgesのポリヴェーガル理論

Porgesの唱えたポリヴェーガル理論（2003, 2007, 2011, 2017）は，自律神経系の詳細な生理学的研究に基礎を置く極めて包括的な議論であり，心身相関に関する新たな理論的基盤を提供する。

自律神経は全身に分布し，血管，汗腺，唾液腺，内臓器，一部の感覚器官を支配する。通常は交感神経系と副交感（迷走）神経系との間で微妙なバランスが保たれているが，ストレスやトラウマなどでこのバランスが崩れた際に，さまざまな身体症状が表れると考えられる。その意味で自律神経に関する議論の全体がトラウマ理論の重要部分を占めることになるだろう。

Porgesの説を概観するならば，系統発達的には神経制御のシステムは三つのステージを経ているという。第一段階は無髄神経系による内臓迷走神経で，これは消化や排泄をつかさどるとともに，生命の危機が迫れば体の機能をシャットダウンしてしまう役割を担う。これが背側迷走神経複合体（dorsal vagal comlex, DVC）の機能である。そして第二の段階はいわゆる闘争・逃避反応に深くかかわる交感神経系である。こちらは心臓の鼓動を高めたり筋肉に向かう血流を増やすなどの機能をつかさどる。

従来は自律神経と言えば，これらの交感神経系と副交感神経（迷走神経）系の二つが知られるのみであった。この両者のバランスが取れていることで心身の恒常性が維持され，それが自律神経系のもっとも重要な機能であるということを私は医学部時代に教わり，ごく自然に受け入れていたのである。

それに対して，Porgesの理論の独創性は，哺乳類で発達を遂げた第三の段階の腹側迷走神経（ventral vagal comlex, VVC）を見出したことにあった。VVCは環境との関係を保ったり絶ったりする際に，心臓の拍出量を迅速に統御するだけでなく，顔面の表情や発話による社会的なかかわりをつかさどる頭蓋神経とも深く結びついている。

私たちが通常の生活の中で概ね平静にふるまえるのは，ストレスが許容範

第 14 章 トラウマと自律神経 *143*

囲内に収まっているからだ。そこではVVCを介して心を落ち着かせ和ませてくれる他者の存在などが，呼吸や心拍数を鎮めてくれる。

　ところがそれ以上の刺激になると，上述の交感神経系を媒介とする闘争 - 逃避反応やDVCによる凍りつきなどが生じる。このようにPorgesは，私たちがトラウマに対する反応を回避する際にも自律神経系が重要な働きを行っていることを示したのである。

　Porgesが提示した「腹側迷走神経」により，それまで一つであった迷走神経は，腹側と背側に分かれることになった。つまり従来の迷走神経は，新たに「背側迷走神経」（ただし実際に背中側に位置するわけではない。詳しくは津田（2019）を参照）として位置づけられたのである。これは解剖学における大きな発見であった。

　解剖学は医学の中でも基礎医学と呼ばれる分野に属する。この分野では長い歴史の中でさまざまな研究が行なわれてきた。顕微鏡的なレベルでの新たな組織が発見されたというならまだしも，全身に広がっている広大な組織である自律神経系の新たな系統が発見され命名されることは非常にまれであり，画期的な出来事と言える。例えていうならば，一人の地球物理学者により，日本のある地方に巨大な活断層が存在していることが新たに発見され，しかもそれが日々の地震活動に与える影響についての新たな知見やそこから派生するさらに多くの研究が生み出されたようなものである。

　Porgesがこの腹側迷走神経を「社会神経系」と位置づけたことも重要な意味を持っていた。それまで自律神経と内臓との関係は深く知られていたが，そこに対人関係をつかさどる意味が加わったのである。そこには，他者との交流は感情のやり取りであり，それは多層にわたる身体感覚や内蔵機能の働きと不可分であり，それを主として担っているのがこの神経系であるという理解がある。

　この腹側迷走神経系と，従来から知られている交感神経系や背側迷走神経系（従来考えられていた迷走神経系）との複雑な関わり合いを対人関係の文脈から包括的に論じるのが，このポリヴェーガル理論なのである。

腹側迷走神経系が「発見」された経緯

ところでこれほど重要な役割を果たすVVCが，なぜPorgesの発見まで注目されなかったのだろうか？　その経緯について少し見てみよう。

Porgesは精神生理学的な研究を進める中で，彼の言う「迷走神経パラドックス」に早くから気づいていたという。このパラドックスとは，迷走神経が心臓に対し，一方では呼吸性不整脈というそれ自身は生理的で健全な影響を与え，他方では危険な徐脈をもたらすという二つの矛盾した働きを持っているという事実であった。そして研究を進める中で，彼はそれを延髄の迷走神経背側運動核に発する植物的な迷走神経（爬虫類において支配的）と，延髄の疑核に発する機敏な迷走神経（すなわちVVC，哺乳類において支配的）とに仕分けすることを提案した。これが後のポリヴェーガル理論へと発展していったのである（津田，2019）。

PorgesはVVCを発生初期の鰓弓由来の神経発達のプロセスから掘り起こし，それが頭蓋神経の三叉神経，頑迷神経，舌咽神経，顔面神経，迷走神経，副神経の起始核とも深く連携することを指摘した。そしてそれが横隔膜上の器官，咽頭，喉頭，食道，心臓，顔面などを支配し，これらはいずれも情動の表現において極めて重要であると指摘したのである。このVVCはいわば高覚醒の状態をつかさどる交感神経系と，低覚醒状態に関与したDVCの間に存在し，両者の間のバランスを取る役目を持つことが見出された。この理論の意義をいち早く見出して臨床に応用を試みたのは，トラウマ治療の牽引者であるBessel van der Kolk，Pat Ogden，Peter Lavineらであったといわれる。

情動とポリヴェーガル理論

ところでポリヴェーガル理論は，感情についてどのような新たな理解を与えてくれるのだろうか？　そのヒントとなるのが，Porgesのニューロセプションneuroceptionという概念である。意識レベルでの知覚perceptionに

対して，ニューロセプションは意識下のレベルでリスクを感知し評価を伝えるものであり，身に危険が迫った場合に思考を経ずに逃避（ないし闘争）行動のスイッチを押すという役割を果たす。これを感情を含んだ広義の体感としてとらえれば，後に紹介するDamasioのソマティックマーカー仮説に相当する概念ともいえる。そしてそのトリガーとなるのは，たとえば目の前の相手がVVCを経由して出している声の調子，表情，眼差しなどである。

　このようなPorgesの理論からは，感情と自律神経との関係はおのずと明らかである。人間の感情が声のトーンや顔面の表情によって表現され，また胃の痛みや吐き気などの内臓感覚と深く関与することを考えれば，それらを統括するVCCの関与は明白なのだ。VCCは発達早期の母子関係における母親のVCCの活動との交流を通じて育まれ，発語，表情などに深く関与する。その中で感情体験は身体感覚や内臓感覚と複雑に絡み合って発達し，自然界における個体の生存にとって重要な意味を持つのである。

　このように感情と自律神経との関係は自明であるにもかかわらず，従来はほとんど顧みられなかった。その例外はWalter Canon（1928）の研究であったが，彼は主として交感神経と情動の関与に着目したのみで，Porgesの新しい自律神経の理論によりトラウマと感情，そして身体の問題がより包括的に論じられるようになった観がある。

　ちなみに私個人は，Porgesの理論が感情一般について明確な視点を与えているとは必ずしも言えないと考えている。彼が主張する通り，感情や情動の進化には適応的な意味があるが，動物のそれと異なり人間の感情にはきわめて多くの種類と広がりがある。ポリヴェーガル理論は生存の危機に関わる感情，つまりトラウマに関連した感情については雄弁に語る一方，より微妙で複雑な感情については語る言葉をもたないのではないか。

Damasioの「ソマティックマーカー仮説」

　本章のテーマとの関連で，脳生理学者Antonio Damasioが提唱したいわゆる「ソマティックマーカー仮説」についても触れたい。

　私たちの感情や気分は身体感覚や身体症状と分かちがたく結びついている。

146　第Ⅲ部　トラウマと脳‐身体

臨床的な場面では，うつ病などの感情障害がさまざまな身体症状を引き起こすことが知られている。またストレスやトラウマはほぼ間違いなくさまざまな身体症状を生む。そしてその表れは非常に多岐にわたる。

　いわゆる心身症や「身体表現性障害」（DSM-ⅣやICD-10までの表現）は内科医や精神科医にとって大きなチャレンジとなることが多い。両診療科とも自分たちだけではそれを十分に扱うことができないというジレンマを体験する。純粋に医学的な視点からそれを扱おうとしても，精神の文脈のみからアプローチしても，不十分であり，心と体を総合的に捉える立場が必要になってくる。最近ではMUS（医学的に説明できない症状medically unexplained symptom，次章を参照）という呼び方で総称されるようになって来ているそれらの疾患は，心身相関の複雑さや奥深さ，そしてそれらの患者の処遇のむずかしさを突きつけている。そしてその問題は最近の医学の進歩に取り残される形で存在し続けるのだ。

　そのような流れの中で，心身相関の問題に関してDamasioが，ある重要な仮説を提唱した。彼は私たちが何らかの決断を行う際に，そこで問題となっている対象がどの程度の価値を有しているかを示すマーカー，すなわち指標について考えた。そしてその指標となるのが感情や身体感覚であるという説を提唱した。それが「ソマティックマーカー仮説（Damasio, 1994）」なのである。

　彼の言わんとしていることを分かりやすく言うならば，私たちが何かを決断する時は，体の感覚がその是非を教えてくれるということである。私たちが日本語で言う直感や虫の知らせのことを英語では「ハラワタ感覚gut feeling」と表現するが，まさにこれである。

　Damasioはそれを生み出す脳生理学的な基盤として，脳と身体感覚のループbody loopとの関連を想定する。そこではある体験を持つと，その際に知性と感情との情報のやり取りが生じて一定の神経回路のループができ上がり，同じような出来事が将来再び起きると予測されると，そのループが仮想的に働き，一種のシミュレーションが行われるという。Damasioによればこのループは扁桃核，腹内側前頭前野，体性感覚野などと身体感覚を結ぶ経路である。そしてそれらが注意とワーキングメモリの機能を担う背外側前頭

前野を介して連合するとされる。

　Damasioが特に注目したのは，前頭葉にダメージを受けた人がしばしば適切な決断を下す能力を失うという事実である。人は前頭皮質，なかでも腹内側前頭前野の機能が損なわれると，知能テストには影響を及ぼさないものの，決断を下すことが困難になってしまうことを，彼はアイオワ・ギャンブリング課題等を用いて見出した。つまり私たちが下す判断はどんなに論理的で認知的なものに見えても，感情や身体感覚に大きく頼っていることを示したのである。

　ちなみに最近の脳研究では，この脳と身体感覚のループにおいて，島皮質が重要な役割を果たしているという報告もある（梅田，2016）。梅田は感情状態と身体状態の両方の課題で，活動が共通してみられる部位が島皮質であること，その意味では感情を体験するときは，身体状態も「込み」であることを指摘している。

最後に

　本章ではポリヴェーガル理論における情動の理解について述べた。Porgesは情動を単独で語るのではなく，トラウマ的な状況における身体と心の全体を見渡す視座の中で論じている印象を受ける。彼の理論は日々進化しているが，今後も精神医療に携わる私たちに示唆を与えてくれるであろう。

第15章　トラウマと心身相関の問題

「MUS」はヒステリーの現代版か？

　本章ではトラウマと現代的な心身相関問題というテーマで論じる。まずは「MUS」という概念の話から始めよう。これは「医学的に説明できない症状 medically unexplained symptom」の頭文字であるが，本章の以下の論述でもこのMUSという表現を用いたい。

　このMUSという疾患群は最近になって精神医学の世界でも耳にするようになったが，取り立てて新しい疾患とは言えない。というよりその言葉の定義からして，そこに属するべき疾患群は，それこそ医学が生まれた時から存在したはずである。そして身体医学にとってMUSをいかに扱うかは常に悩ましい問題であり，それは現在においても同様であるといえよう。精神医学はMUSに分類される患者を「心因性の不可解な身体症状を示す人々」として扱い続けてきたのだ。

　要するにMUSは昔のヒステリーと同類だと言えば，すぐにピンとくる方が多いであろう。MUSを「ヒステリーの現代版」と見なすことで，それがトラウマの問題とどう関連しているか何となくお分かりいただけると思う。

　そこでMUSについて論じる前に，改めて「ヒステリーとは何か？」を簡単に振り返ってみる。それは古代エジプト時代から存在する疾患で，20世紀の後半までは半ば医学的な概念として生きていた。

　ここで「半ば医学的な概念」と表現したのは，ヒステリーには本当の医学的な疾患とは言えないようなもの，すなわち患者が自作自演で生み出したもの，周囲の気を引くために症状を誇張しているものというニュアンスがあったからである。つまりその症状は本人の心によって作られたところがあって，そこには疾病利得が存在するという考え方が支配的であった。言い換えれば

それは病気であるようでないようなもの，という中途半端な理解のされ方をしていたのである。そしてその意味ではヒステリーと呼ばれる患者たちは常に差別や偏見を向けられる傾向にあった。

　幸いDSM-III（1980）以降はヒステリーという名前が診断基準から消え，その多くの部分が転換性障害や解離性障害ないしは身体化障害という疾患概念に掬い上げられた。そして患者が差別や偏見を向けられる度合いは多少なりとも軽減したのである。

　医学は時代とともに進歩し，検査の技術も発展を遂げてきている。従来医学的な所見の見出せなかった症状についても，医学的な説明ができるようになった。たとえばてんかんはそのドラマティックな表れ方から，昔はヒステリーと分類されていたが，脳波異常が見出されるようになりヒステリーやMUSの分類から抜け出して行ったのである。

　しかしそれでも医学的な検査に根拠づけられない身体症状を示す人々がこのMUSの中に残されることになった。そしてかつてヒステリーに対して向けられていた偏見は，現在MUSへと向けられる傾向にある。

依然として存在するMUSへの偏見

　ところでかつてヒステリーに向けられ，MUSにもある程度は向けられている偏見，すなわちその訴えは「気のせい」であって，一種の自作自演であり，その訴えは周囲の注意を引くために誇張されていると考える傾向は，一体何に由来するのだろうか？　それは人間が基本的に「心気的な存在」であるために生じる問題であろうと私は考える。「心気的」とはつまり，自分が病気ではないかと心配すればするほど，症状が自覚されるような気がしてくるという性質である。

　ICDという国際診断基準は，その第10版（2013）から"worried well"というカテゴリーを設けている。これは「病気の心配をする健常人」「健康なのに気に病む人」，あるいは「病気心配症」とでも訳すべきものだが，それは私たち自身の持つ心気的な傾向に関連した懸念や不安を表しているものであろう。

150 第Ⅲ部 トラウマと脳 - 身体

その意味ではMUSに対する偏見は，私たち自身に向けられたものとも言える。つまり自覚される症状は実は気のせいではないか，自分が作り出したものではないかという考え方を私たちは自分自身にも他者に対しても向ける傾向があり，その結果としてかつてのヒステリーやMUSに対する偏見が生まれると考えられるのである。

私たちの持つ心気的な傾向についてもう少し説明しよう。たとえば今日お昼に仕出し弁当を食べたある人が午後になり腹痛を訴え，病院に運ばれたとする。まだ原因は判明していていないが，食中毒の可能性もあるという。するとその人と一緒に同じ仕出し弁当を食べた人たちは，「自分たちも食中毒にかかっているかもしれない」と不安になるだろう。そうして何か吐き気がし，胃がムカムカするような気がしてくる，という感覚はそれらの人々のうち何人かにごく自然に生じてくるはずである。これは私たちが持つ「心気的」な傾向を反映する例である。

ちなみにこの例で，実際には食中毒が発生したわけではなかった場合を考えよう。そのことを知らされた時点で，それまで胃のムカムカを覚えていた人の大半は，それがおさまり，「あれは気のせいだった」と考えるであろう。しかし一部の人たちは，実際の吐き気や嘔吐などの消化器症状を呈する可能性がある。その場合，それらの症状は「医学的に説明できない」ことになり，このMUSの範疇に属することになる。

MUSに分類されるべきもの

ここでもう少し具体的な話に入って行こう。MUSにはどのような疾患が含まれ，それは他の疾患分類とどのような関係にあるのだろうか？

それを比較的わかりやすく示しているのが図15-1である。これはとある学術書（Creed, Henningsen, Fink eds, 2011）に掲載されたものに私が日本語訳を付け加えたものである。これを見るとMUSという大きな楕円の中に身体表現性障害と転換性障害の集合が含み込まれ，また器質性疾患の集合はMUSと一部交わっているという関係が示される（図のグレーの部分）。

ここで身体表現性障害とは，少なくとも従来の考え方によれば，心理的な

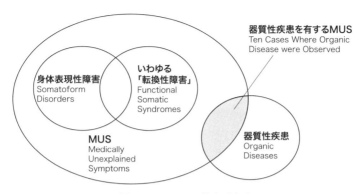

図 15-1 MUS の構成要素①
(Francis, C., Peer, H., et al. Medically unexplained symptoms, somatization and bodily distress. Cambridge Universlty Press. 2011 より)

要因が身体の症状により表現された疾患という意味であり，転換性障害とは，心理的な要因が感覚機能や随意運動に表現されたものと考えられてきた。(ちなみにこの元になった図が作成された時に用いられていたDSM-IV (1994) では身体表現性障害の中に身体化障害と転換性障害が含みこまれるという形をとっている。)

また器質性疾患に関しては，ある種の器質性の変化や病変が見られるものの，それだけでは十分に説明できないものがこのMUSとの共通集合（グレーの部分）を作っている。

この図からわかるように，MUSは身体表現性障害と転換性障害及び器質性障害の一部を含み込んでいるものの，それ以外の余白部分はさらに広い範囲に及ぶ。つまりさまざまな症状を示しつつ医学的な診断が下らず，これらの3つのいずれにも診断されない多くのものがこのMUSには含まれることになる。それはちょうどかつてヒステリーと呼ばれていたものがきわめて多くの異種の精神疾患を含んでいたことと同様である。

このMUSに含まれるいくつか代表的なものを掲げ，以下に説明を加えよう。

- いわゆる「転換性障害」(機能性神経学的症状症，FND)
- ME/CFS (筋痛性脳脊髄炎)

152　第Ⅲ部　トラウマと脳‐身体

- FM（線維筋痛症）
- イップスまたは局所性ジストニア
- PNES（心因性非てんかん性痙攣）　これは昔偽性てんかんなどと呼ばれていたものである。

転換性障害

消えゆく「転換性障害」という診断名

　MUSに属する疾患の筆頭に挙げられるのは，いわゆる転換性障害であろう。最近では以下に述べる事情のために，FND（functional neurological disorder 機能性神経学的障害）ないしFNSD（functional neurological symptom disorder 機能性神経症状症）と呼ばれることが多い。しかしここではわかりやすく「転換性障害」という表現を維持したい。

　従来から転換性障害と呼ばれていたものは，随意運動，感覚，認知機能の正常な統合が不随意的に断絶することに伴う症状である。つまり症状からは神経系，ないしは整形外科，眼科，耳鼻科などの疾患を疑わせるが，脳神経内科的，ないしはその他の身体科の所見が見られない場合にそのように診断されるのだ。したがって通常はこの診断は，他科から精神科に紹介されてきた患者に対して下されることが多い。

　ところでこの転換性障害の「転換性」という言葉はかなり以前から存在していた。DSM-Ⅲ以前にも「転換性ヒステリー」ないしは「ヒステリーの転換型」という用い方がなされていた。日本の古い精神医学の教科書にも，大抵はこれらの概念ないしは診断名が記載されていたことを記憶している。

　しかし2013年のDSM-5において，この名称の部分的な変更が行われた。すなわち「変換症／転換性障害（機能性神経症状症）」（原語ではconversion disorder（functional neurological symptom disorder）へと変更され，カッコつきでFNDという名前が登場したのである。

　さらに付け加えるならば，10年後の2023年に発表されたDSM-5のテキスト改訂版（DSM-5-TR）では，この病名が「機能性神経症状症（変換症／転

換性障害）」となった。つまりFNDの方が前面に出る一方で「変換症／転換性障害は（　）内に入り，立場が逆転してしまったのである。

　こうして転換性障害は正式な名称からもう一歩遠ざかったことになる。この調子では，将来発刊されるであろう診断基準（DSM-6？）では転換性障害の名が消えてFNDだけが残されるのはほぼ間違いないであろう。

　そこでこのFNDの"F"すなわち機能性functionalという言葉の意味についての説明が必要であろう。機能性とは，器質性organicという表現の対立概念であり，検査所見に異常がない，本来なら正常に機能する能力を保ったままの，という意味である。転換性障害と呼ばれてきた疾患も，時間が経てば，あるいは状況が変われば機能を回復するという意味では機能性の疾患といえる。だからFNDは「今現在神経学的な症状がたまたま出ているだけである状態」という客観的な描写に基づく名称ということができよう。

　またFNDの"N"すなわち神経（学的）症状とは，神経症症状との区別が紛らわしいので注意を要する。神経症状，とは神経（内科）学的 neurological な症状をさし，たとえば手の震えや意識の混濁，健忘などをさす。簡単に言えば症状からして脳神経内科を受診するような症状であり，知覚，感覚，随意運動などに表われる異常である。転換性障害の症状はこれらの知覚，感覚，随意運動の異常であったから，それらは表れ方としては神経症状症と呼ぶことができる。それに対して後者の神経症症状とは，不安神経症，強迫神経症などの神経症neurosisの症状という意味である。

　以上，DSM-5における転換性障害という名称の扱いについて述べたが，この転換性という名称を廃止しようという動きは，2022年のICD-11の最終案ではもっと明確に見られた（金，2021）。こちらでは転換性障害という名称は完全に消えて「解離性神経学的症状症 Dissociative neurological symptom disorder」という名称が採用された。DSMにおける機能性functionalから解離性dissociativeへと形容詞が入れ替わっているが，ほぼFNDと同等の名称と言っていいだろう。

　この「転換性」という表現の代わりにFNDが用いられるようになったことは非常に大きな意味を持っていた。その経緯を以下に示そう。

154 第Ⅲ部 トラウマと脳‐身体

なぜ「転換性障害」が消えていくのか？

DSM-5においてなぜ「転換性」という言葉そのものを問い直す動きがあったのか，J. Stoneの論文を参考に振り返ってみる。

転換性という用語はFreudの唱えたドイツ語の「転換Konversion」（英語のconversion）に由来する。Freudは鬱積したリビドーが身体の方に移されることで身体症状が生まれるという意味でこの言葉を使った。

ちなみにFreudが実際に用いたのは以下の表現である。「ヒステリーでは相容れない表象のその興奮量全体を身体的なものへと移し変えることによってその表象を無害化する。これをわたしは転換と呼ぶことを提案したいと思う。」（Freud, 1894）

Stoneは，この転換という機序自体がFreudによる仮説に過ぎないと主張する。なぜなら心理的な要因psychological factorsが事実上見られない転換性症状も存在するからである。

このようにFreudの転換の概念を見直すことは，以下に述べるとおり，心因という概念の再考を促すこととなった。そしてそのような理由でDSM-5において心因の存在は転換性障害の条件ではなくなったのである。

ところでDSM-5やICD-11において新たにFNDとして掲げられたものの下位分類を見ると，それがあまりに網羅的であることに驚く。視覚症状を伴うもの，聴覚症状を伴うもの，眩暈を伴うもの，その他の特定の感覚障害を伴うもの，非てんかん性けいれんを伴うもの，発話症状を伴うもの，麻痺または筋力低下を伴うもの，歩行障害の症状を伴うもの，運動障害の症状を伴うもの，認知症状を伴うもの……と，身体機能に関するあらゆる症状が細かに列挙されているのである。これは転換性障害という予断を多く含んだ概念に代わって，より客観性や記述性を重んじたFNDが採用された結果として理解すべきであろう。

転換性障害の診断基準の見直し

ここで改めて転換性障害の診断基準の移り変わりをまとめて表に示したい。

この表の一番上のDSM-Ⅲにおいては，「症状が神経学的に説明できないこと」，「心因が存在すること」，「症状形成が作為的でないこと」，そして

第 15 章　トラウマと心身相関の問題　*155*

表 15-1

	症状が神経学的に 説明できない	心理的要因(心因) の存在	症状形成が 作為的でない	疾病利得 が存在
DSM-III	○	○	○	○
DSM-IV	○	○	○	問わない
DSM-5	○(ただしあえて 強調しない)	問わない	問わない	問わない
ICD-11	○(ただしあえて 強調しない)	問わない	問わない	問わない

「疾病利得が存在しないこと」がすべて満たされて初めて転換性障害の診断が下る。そしてこれは従来のヒステリーの概念を彷彿させるものだった。本章の冒頭で述べたとおり，ヒステリーは「自作自演で症状を生み出したもの」，つまり周囲の注意を惹くことや何らかの利得を目的としたものというニュアンスを有していた。

　このうち最初の「症状が神経学的に説明できないこと」という条件がDSM-5やICD-11ではあえて強調されていないことは，まず注目に値する。実際には「その症状と，認められる神経学 (医学) 的疾患とが適合しない」という表現に変更されている（ちなみに「適合しない」とは原文ではDSM-5では“incompatible”，ICD-11では“not consistent”である）。

　この変更は，転換性障害において神経学的な所見が存在しないことを否定しているわけではない。しかし医学的な診断が存在しないこと（すなわち陰性所見）ではなく，医学的な診断と適合しないこと（陽性所見）を強調する形になっている。この違いは微妙だが大切である。

　たとえば足が動かないという訴えの人に転換性障害の診断を下すとしよう。その場合，足に神経学的な病変がないことにより診断することは望ましくない。そこに患者の強いこだわり，すなわち「過度の思考，感情，行動」が見られることで診断が下るべきだというのだ。

　この変更には，患者が偏見や誤解の対象となることを回避すべきであるという倫理的な配慮も働いている。DSM-5には以下の記載が見られる。

　　「こうすることで［転換性障害は］所見の不在ではなく，その存在により診

を下すことができる。……医学的な説明ができないことが［診断の根拠として］過度に強調されると、患者は自分の身体症状が「本物realでないことを含意する診断を、軽蔑的で屈辱的であると感じてしまうだろう。」（DSM-5, p.305）

　DSM-5やICD-11に見られる倫理的な配慮は、以下に述べる「心因が存在すること」、「症状形成が作為的でないこと」、そして「疾病利得が存在しないこと」という項目の変更にもつながっていると理解すべきである。

　このうち心因の存在が、DSM-5、ICD-11で問われなくなったことは、上で転換という概念がなくなりつつある理由として示した通りである。それでは「症状形成が作為的でないこと」についてはどうか。

　これは、転換性障害だけでなく、他の障害にも当然当てはまることである。さもなければそれは詐病か虚偽性障害（ミュンヒハウゼン症候群など）ということになるからだ。それを転換性障害についてことさら述べることは、それが上述のヒステリーに類するものという誤解を生みかねないため、この項目が問われなくなったのである。

　また疾病利得についても同様のことが言える。現在明らかになりつつあるのは、精神障害の患者の多くが二次疾病利得を求めているということだ。ある研究では精神科の外来患者の実に42.4％が疾病利得を求めているとのことである（Egmond, et al., 2004）。したがってそれをことさら転換性障害についてのみ言及することもまた不必要な誤解を生みやすいことになる。

　さらには従来転換性症状に見られるとされていた患者の自らの症状への無関心さ（「美しい無関心 a bell indifférence」）の存在も記載されなくなった。それも誤解を生みやすく、また診断の決め手とはならないからということだが、これも患者への倫理的な配慮の表れといえる。

　ただし実際には転換症状が解離としての性質を有するために、その症状に対する現実感や実感が伴わず、あたかもそれに無関心であるかの印象を与えかねないという可能性もあるだろう。その意味でこの語の生まれる根拠はあったであろうと私は考える。

　いずれにせよこのような倫理的な動きはMUSについての説明で述べた脱ヒステリー化の動きを反映しているといえるだろう。

身体科からの歩み寄り

　ところで転換性障害については最近新しい動きが見られることにも言及しておきたい。それは脳神経内科の側からも関心が寄せられるようになったことである。ICD-11では初めて転換性障害がFND（より正確には解離性神経症状性障害）として精神医学と脳神経学 neurology の両方に同時に掲載された。その事情を以下に説明するが，ここからは転換性障害ではなくFNDという表現を用いることにする。転換性障害という用語は脳神経内科ではもともと使われない傾向にあるからだ。

　一つには脳神経内科の外来にはFNDを有する患者がかなり含まれるという事情がある。実際には脳神経内科の外来や入院患者の5〜15％を占めるといわれる。またFNDはてんかん重積発作を疑われて救急を受診した患者の50％を占め，脳卒中を疑われて入院した患者の8％を占めるという（Stone, 2024）。そのため脳神経内科でもFNDを扱わざるを得なくなっている。そしてそれ以外の身体科，たとえば眼科，耳鼻咽喉科，整形外科などにも同様のことがいえる。つまり精神科医以外の医師たちにとって，機能性の疾患をいかに扱うかは従来から大きな問題だったのである。

　また先ほど転換性障害は陰性所見ではなく所見の存在（陽性所見）により定義されるようになったという事情を述べたが，実際に脳神経内科ではHooverテストのように，ある所見の存在がFNDの診断の決め手となるような検査法が知られている。

　しかしここで興味深いことに，最近脳神経内科の側から，「FNDは精神科医がいなくても診断することができる」という主張が聞かれるようになった。後に述べるように私はFNDを含むMUSは精神科と身体科の両方からの援助が必要であると考えるので，脳神経内科の方から，「精神科は要らない」という主張がなされることには当惑を感じる。

筋痛性脳脊髄炎／慢性疲労症候群（ME/CFS, Myalgic encephalomyelitis/chronic fatigue syndrome）

　この疾患名はやたら長く，しかも多くの人にとっては聞きなれないであろうが，以前はもう少しシンプルに「慢性疲労症候群（CFS）」と呼ばれていたものなので，ここでもCFSと略記する。

　本症は運動後に休息しても回復しない疲労や倦怠感を主たる特徴とする。つまり患者は一日中疲労感を体験し，少しでも運動をするとさらにその余韻を引きずることになる。その疲労感は尋常なものではなく，最初はうつに伴う疲労や倦怠感だと思っていたものが，そのうち階段を登れないほどにまで進行していく。

　最近でこそCFSという疾患名は定着してきた感があるが，以前は心因性の訴えや詐病と同様の扱いを受けていた。1988年，米国の疾病対策センターにより「慢性疲労症候群chronic fatigue syndrome」が独立した疾患として提唱されたことで，ようやく一人前の疾患として認められたのである。

　ただし欧米には，慢性疲労という言葉の持つネガティブな意味に反対する人が多かったという。疲労fatigueはその人の弱さを表すという考えから，その呼び名に難色を示す人たちは，同様の症状に対して古くから使われていた筋痛性脳脊髄炎myalgic encephalomyelitisという疾患名を好む傾向にあった。最終的には両者の併記ということで上記のME/CFSとなったという。現在は筋痛性脳脊髄炎（ME）という呼び方は欧州とカナダで，慢性疲労症候群（CFS）はアメリカとオーストラリアで用いられることが多いという。

　精神科を受診する患者の中には，抑うつ症状と共に慢性的な疲労感を訴える方が多い。実際うつ病の診断基準には，「ほとんど毎日体験される疲労感や気力の減退」という項目が含まれる（DSM-5）。もちろんすべてとは限らないものの，うつ病患者の大部分が何らかの疲労感を強く体験しているのが現実である。

　以上の理由で慢性的な疲労はうつ症状の表れとして扱われることが多かった。しかしそれらの人たちの一部が慢性疲労症候群と診断されるようになっ

たことで，少なくとも彼らの体験する疲労が「ただのうつの症状」ではなく，れっきとした身体疾患として扱われる道が開かれたのだ。

本症は正式に診断名として採用されて以降，ウイルス感染等のさまざまな原因が考えられてきたが，今なおこの疾患の正体はベールに包まれていると言っていい。最初は伝染性単核球症の原因となるエプスタイン‐バーウイルス（EBV，ヒトヘルペスウイルス4型）が原因ではないかと言われていた。

最近ではこの疾患に関する生物学的なマーカーがいろいろ発表されているようである。PET，MRI，などの脳画像研究により，白質，灰白質の異常が見出され，心因では説明できない認知機能の異常が指摘されるようになったのである。またエネルギー代謝系やミトコンドリア機能の障害を示すエビデンスが見出されるようになってきている。これは少し何かにエネルギーを使うと疲労困憊してしまう，というこの病気の特徴をうまく説明しているであろう。またわが国でも藤井裕之氏，佐藤和貴郎氏などによる「自律神経受容体に対する自己抗体に関連した脳内構造ネットワーク異常」（Fujii, Sato et al., 2020）が報告されている。

さらにわが国の近藤一博氏（2024）が中・長期的疲労がヒトヘルペスウイルス6（HHV-6）の再活性化と関係していることを最近発見し，またCSFの症状が新型コロナウイルス感染ときわめて類似していることも突き止めたことで，慢性疲労症候群に関する新たな研究の方向性が切り開かれつつある。

線維筋痛症（FM, fibromyalgia）

本症は広範囲にわたる筋骨格系の痛みを主たる特徴とする。そしてこの全身の痛みもまたうつ症状などに伴い，精神科で非常によく聞かれる訴えである。

以前はこの線維筋痛症は上述のCFSと一緒に論じられることが多かったが，現在は線維筋痛症として独立して論じられる傾向にある。しかしFMとCFSとの異同はあまり明確でなく，事実両者は痛みや疲労以外にも光，臭い，味，触覚，音，薬物への敏感さも含み，また片頭痛，過敏性腸症候群などとの関連も指摘されている。

160 第Ⅲ部 トラウマと脳-身体

このように両者は中枢神経系の過敏性という点で類似した疾患との印象を
受ける。ただし線維筋痛症はリューマチ・膠原病科により扱われるのに比べ
て，CFSは脳神経内科などが扱う傾向にあるという違いがある。その意味で
FMとME/CFSは同一疾患が「異なる科で別物として扱われる例」の一つと
言えるのかもしれない。

心因性非てんかん性痙攣（PNES, psychogenic non-epileptic seizure）

PNES（ピーネス）という名称で呼ばれる本症は，体の一部，ないしは全
身の痙攣発作を呈するが，そこに脳波異常を伴わないことが特徴である。古
くは「ヒステリー性痙攣」，近年でも「偽性てんかんpseudoseizure」など
さまざまな呼び方をされていた。現在の精神医学的な診断として，DSM-5-
TRでは「異常運動を伴う機能性神経症症状症（変換症／転換性障害）」，ICD-
11では「非てんかん性発作を伴う解離性神経学的症状症」となり，複雑だが，
要するに解離性障害ないしは転換性障害の一型と理解される。

それが最近になりPNESという新たな呼称と共に話題となっているのは，
この概念が脳神経内科由来であるためである。脳神経内科でこれまでてんか
んと診断されてきた患者の中に，脳波異常を伴わないものが多いことが認識
されるようになった。従来脳神経内科では必ずしも脳波検査をせずに，臨床
所見だけでてんかんの診断が下されることが少なくなかったという。

実際に臨床上はてんかんと見なされるものが実はPNESであるということ
を示すためには，長時間ビデオ撮影ができる環境での脳波のモニター測定が
欠かせない。しかしそのために必要なEEG-Videoという機器を備えていな
い医療機関が圧倒的に多いという現状があるという。

さらには脳波についての専門的な知識の少ない医師が，ちょっとした異常
もてんかん波と見做しててんかんと診断してしまうという問題もあったと言
われ，そのような傾向に対する見直しが行われるようになった。

てんかんの発作が何回も連続して生じる，いわゆるてんかん重積発作とい
う状態があるが，そのような診断で専門家に送られてきたケースの25％は

実はPNESであったというデータもある（Oto & Reuber, 2014）。

ちなみにこのPNESのように，精神科以外の身体科で扱われていたケースがMUSとして認識されるようになることはむしろ例外的である。大抵は精神疾患として扱われていたものが他科でも認識されるようになるという経過をたどり，上述のCFSやFMはその例である。

ところで不思議なのは，神経内科の文献やテキストを読んでも，PNESが精神医学的には解離性障害や転換性障害に相当することへの言及は非常に少なく，別の科で別の疾患のように扱われてきているということだ。また脳神経内科でいったんPNESとして診断されると，そこでの役割は終わったものとされて精神科にリファーされる傾向がある。

さらに言えばこのPNESという呼称は1990年代後半から用いられるようになったらしいが，一見モダンな呼称のように見えて，そこに「心因性」という概念が組み込まれていることは問題とも言える。なぜなら心因という概念自体がいまは消えかけた概念だからである。

いずれにせよこのPNESはここで論じるMUSの要件を十分に備えていると言える。そしてすでに述べたように，PNESもまた精神科と脳神経内科の両方の科で引き続き扱うべき疾患ではないかと考える。

イップス（局所性ジストニア）

イップスについては，この病名（通称？）を聞いたことがないという方もおられるかもしれない。というよりイップスはそもそも医学用語とは言えず，「今まで問題なくできていた動作が突然もしくは徐々にできなくなるもの」と定義されるものである。私はこれをMUSの例に含めるべきかかなり迷ったが，結局ここで論じることにした。このイップスもまたさまざまな分野で別々なものとして扱われるものの典型と言えるのである。

イップスは，ゴルフ，野球などのスポーツに関するもの（スポーツイップス），弦楽楽器，管楽器などの演奏に関するもの（音楽イップス）が知られている。それまで半ば無意識的に，あるいは自動化されて行なっていた動作ができなくなってしまうという症状を呈する。音楽でもスポーツでも，熟練し

162　第Ⅲ部　トラウマと脳 - 身体

たプロに発症することで知られているが，初心者にこの症状が起きないという保証はない。そして一旦これに取り憑かれると職業生命を失いかねないほどの重大な影響を及ぼすため，これらの世界では非常に関心を寄せられている。音楽やスポーツの世界でも，キャリアの絶頂で突然基本動作ができなくなり，結局はその世界から去っていった同僚や先輩について耳にした人々は多いはずだ。

　現在ではさまざまな神経学的研究がなされ，局所性ジストニア focal dystonia として神経内科で扱われるようになってきているが，このイップスもまた心因性のものと「誤解」されてきた歴史がある。そしてそれは現在進行形で起きていると言ってもいい。たとえば「日本イップス協会」という組織のホームページから次の文章を引用してみる。

　　　「イップス（イップス症状）は心の葛藤（意識，無意識）により，筋肉や神経細胞，脳細胞にまで影響を及ぼす心理的症状です。スポーツ（野球，ゴルフ，卓球，テニス，サッカー，ダーツ，楽器等）の集中すべき場面で，プレッシャーにより極度に緊張を生じ，無意識に筋肉の硬化を起こし，思い通りのパフォーマンスを発揮できない症状をいいます。」（日本イップス協会 HP より。）

　この心理的症状という表現が実は非常に誤解を呼ぶのである。また「無意識」という表現もその誤解に拍車をかける可能性がある。つまりこのような表現はイップスが「心の病」であることを強調しているのだ。

　ところが平孝臣氏（2021）はその著書『そのふるえ・イップス　心因性ではありません』の中で，イップスは心因性ではない，と以下のように明確に述べている。

　　　「イップスやふるえは長年『心の問題』とされてきましたが，現在では脳内の運動機能をつかさどる神経回路の機能的異常から起きるもので，脳の手術で劇的に改善することがわかってきました。」

　イップスの専門家（一人はイップス協会の会長，もう一人は医学者）の意見がここまで違うことに非常に興味を覚えるのは私だけではないだろう。そしてその意味でイップスは MUS に属するものとして論じるべきであろう。

その症状の現れ方や扱われ方はまさに，CFSやGMと同様なのである。

MUSの概念はどのように再構成されていくか？

以上検討した転換性障害を始めとしたいくつかの障害からわかる通り，MUSに分類されていた疾患の一部は，その医学的な所見が新たに見出されることでそこから外れていくという運命をたどる。そのような例としてME/CFS，FM，イップスなどをあげた。

またそれとは逆に，それまで身体疾患と思われていたものがMUSに再分類されることもある。その例としてはすでに述べたPNESが相当するであろう。

そのようにしてMUSという疾患群はいわば新陳代謝を続けている。その様子を図（15-2）に示すが，これは先に示した図（15-1）に該当項目を書き込んだものである。おそらく遠い将来には，現在MUSに留まるさまざまな疾患に医学的な説明がついてMUSから抜けていくことで，MUSの全体集合自体が縮小していくのではないだろうか？

しかしそれでもこのMUS自体が存在し続けるとしたら，それは私たち

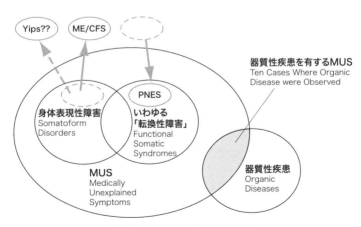

図 15-2　MUSの構成要素②
(Francis, C., Peer, H., et al. Medically unexplained symptoms, somatization and bodily distress. Cambridge Universlty Press. 2011 より)

の持つ心身相関の問題，特に上に述べたように私たち人間が「心気的存在」であるために，心と体の症状の間の境界領域は常に残されるからである。MUSはこれからも数多くの誤解を生み続けるのではないだろうか。

　ところで私はこのMUSという概念に決して満足しているわけではない。それはMUSの有する曖昧さが，相変わらず偏見の対象になるだけでなく，時には少なからぬ混乱を招きかねないからである。ある症状がMUSに属するか否かが，医学的のみならず文化的な事情，さらには政治的な議論にまで関係していることがある。

　その一つの例をあげたい。以前国が接種を呼びかけた子宮頸癌ワクチンについて，その「後遺症」が大きな問題となったことは記憶に新しい。以下に日本産科婦人科学会のホームページ（https://www.jsog.or.jp/citizen/7118/）を参照しながらまとめてみよう。

　厚生労働省は2009年にこのワクチンを承認し，翌年に公費助成を開始すると，2013年4月には小学6年〜高校1年の女子を定期接種対象とし，個別に案内を送って接種を促した。だがその結果として全身の痛みやしびれなどの健康被害の訴えが相次ぎ，同年6月に推奨を中止した。9年後の2022年4月から奨励を再開したが，依然として摂取率は低迷しているとのことである。

　被害者による訴訟では，福岡など6県に住む22〜29歳の女性26人が国と製薬企業2社に1人当たり1500万円の損害賠償を求めている。製薬会社側は「安全性は医学的，科学的に確立している」と請求棄却を求めている状態である。

　ここで私が述べたいのは，この子宮頸癌ワクチン接種後の健康被害と言われるものがMUSとして分類されるべきか否か，という問題ではない。ここには，「後遺症」といわれる症状自体を否定する製薬会社に対し，ワクチンによる現実の障害を訴える原告側という構図を見てとることができる。このどちらがより妥当な判断なのかについての判断を下すだけの専門性を私は有していない。しかしこの見解の対立はそのまま，この「後遺症」をMUSに分類するかどうかをめぐる対立と見なすこともできるという点を指摘したい。

　製薬会社はそもそも症状自体が医学的に説明できないという意味でMUSと捉えたいであろうし，原告側の立場からはそれはMUSではなく，ワクチ

ンに由来する医学的な根拠を持った疾患と見なす立場であろう。これは「後遺症」をMUSに入れるか否かをめぐる対立といえなくもないのだ。

子宮頸がんワクチンの「後遺症」がMUSに含まれるか否かの議論は実はきわめて複雑で，判断する人ごとに見解が分かれる可能性がある。しかしこれが単なる見解の違いでは済まされないのは，この判断が訴訟に極めて大きな影響を与えかねないからである。

「後遺症」に純粋な医学的な根拠があることが実証されたならば，製薬会社や政府の責任は明らかであろう。しかしこれをMUSの一つとしてとらえた場合には，責任は全くないと言えるのであろうか。この議論は極めて複雑にならざるを得ない。

子宮頸がんワクチンで後遺症が起きるという（誤）情報が，そこに医学的な根拠がないにもかかわらず巷に蔓延していることを知りつつこのワクチンを推奨することは果たして許されるのか。言うまでもなくMUSは症状を有する（精神）疾患であり，それに苦しむ人々の苦痛はリアルなものである。製薬会社や国は，頸癌ワクチンを打たないことで将来的に子宮頸がんに罹患するリスクと，MUSによる苦しみを天秤にかけることになるだろうが，それらは簡単に数値で表せるような問題ではないのである。

最後に——MUSの近未来像

本章で私は，MUSがヒステリーの現代版という意味を担っていることを示した。しかし最新版のDSM，ICDにおいて心因や転換性という概念は消えていく傾向にあり，それは「MUSイコール心因性，心の病」という誤解を解き，「脱ヒステリー化」を推進するものと思われる。そしてMUSに含まれる疾患は医学研究の進展に応じて入れ替わり，新陳代謝をするという性質がある。

これらの議論を総合すると，今後MUSを示す患者は，心の病として精神科に回されるのではなく，症状の存在を認め，それに応じた治療（対症療法）を施されるべきであると考えられよう。欧米の文献には，MUSに属するような疾患を身体の専門科と精神科とが同時に扱うべきであるという議論が非

常に多く見られる。従来は身体科と精神科の「押し付け合い」が多くみられていたが，そのような傾向に対する反省が起きているのだ。

　ただわが国はこの問題において一歩先んじていると考えてもいいのではないだろうか。日本には心療内科という独特の診療科が存在する。今後のMUSの治療はこの心療内科が担っていくべきではないかと私は考える。ただし心療内科のこの問題に対する立場を具体的に聞き及んでいるわけではない。

第IV部
コロナというトラウマを
乗り越えて

第16章　コロナと心の臨床

　今でも少し不思議な気がする。2020年から2023年までのあの災厄は何だったろうか？　あれは現実の話だったのか？　私たちはそこから本当に抜け出しているのだろうか？　あるいは抜け出したという感覚の方が一種の幻想なのだろうか？　またいつ何時，世界中の救急治療室に患者が殺到し始めていて，また新たなウイルスの株が猛威を振るい始めているという報道を耳にするかわからないではないか？

　あの災厄とはいうまでもなく新型コロナのパンデミックのことである。トラウマについての本書をまとめるにあたり，このテーマについて論じることに私は大きな意義を感じている。

　私は2021年に，当時赴任していた京都大学教育学研究科のある出版物に以下のような文章を書いた。今から読み直してもその時の心境が比較的よく表されている。

　　「コロナ禍における臨床を余儀なくされるようになってから久しい。すでに昨年の本誌の巻頭言において，西見奈子准教授は書いている。「今年がこのような年になるとは，だれが予想したであろうか？」そしてその予想しなかった状態は，一年経った今も継続しているのだ。この春から始まったワクチン接種が今後普及することにより将来に多少の明かりは見えているのかもしれない。しかしこの災厄の終息の目途はいまだに立っていないのだ。この間に私たちの心理臨床のあり方も様変わりしている。一年以上もこれまでのような対面のセッションを持つことができていないケースもあるかもしれない。

　　このように新型コロナの蔓延は間違いなく私たちにとっての試練となっているが，試練は私たちからさまざまなものを奪うばかりではなく，新たな体験の機会も与えている。コロナの影響下にある私たちがどのように臨床を継続できるのか，どのように継続していくべきかという問題は，おそらく世界中のセラ

ピストたちがこの一年半の間に直面し，そこから大きな学びの体験をも得ているはずだ。その結果としてセラピストの多くはそれぞれが創意工夫のもとに対応を行っているのである。」

　今から思えば新型コロナの蔓延で私たちの生活は一変した。何しろ世界各地で国際学会が2年あるいはそれ以上延期になり，私が毎年出席していた精神医学や精神分析の年次大会がきなみキャンセルになるような事態が生じたのだ。同じような緊急事態は戦時下でもない限り起きないのではないか，と考えたことを覚えている。

　心理療法家の日常臨床を変えたものの一つが，電話，ないしオンラインによるセラピーの活用の可能性である。「ソーシャルディスタンシング」の重要性が強調される中で，セラピストとクライエントが面接室という密室の空間を共有することは，それ自体が感染のリスクを高めるのではないか，という懸念は，このコロナ禍が始まって当初に私たちが持ったものである。

　2020年4月に初めて七都道府県に緊急事態宣言が出された折は，対面による面接を全面的に中止した相談機関も多かったであろう。すると残された手段は電話ないしオンラインということになる。そして当面はセッションを持たないよりは，それらの代替手段を用いることにしたセラピストも多く，その機会に改めてオンラインによるセッションの持つ意味を考え直すことになったはずだ。

　私たちの多くはそのような機会に，実はコロナ禍の始まる前から，オンラインを治療の主要な手段として用いる試みが始まっていたことを知ったのではないか。よく挙げられる例として，2000年代の初めから，中国とアメリカの間でもっぱらオンラインによるトレーニングを行っている団体がある。それはCAPA（The China American Psychoanalytic Alliance，米中精神分析同盟）という組織で，2001年にElise Snyderというアメリカの分析家が中国の北京と成都に招かれたのが始まりであるという。その後米国と中国の関係者が協定を結び，それに北京と西安のメンバーが加わった。さらに成都の分析家たちがアメリカの分析家たちに，オンラインでのトレーニングを申し入れ，コロンビア分析協会のDr. Ubaldo Leliがそれを受け入れ，事実上CAPA

が始動した。2008年には2年のコースが作られ，現在では400人の生徒と卒業生がCIC（CAPA IN CHINA）という団体を構成しているという。（http://www.capachina.org.cn/capa-in-china より。）

　ZOOMやスカイプなどによるオンラインの体験で私自身が一つ学んだのは，実際に人と対面した時の存在感（presence，プレゼンス）とオンラインでのお互いの存在感（telepresence，テレプレゼンス）の違いである。オンラインでは地理的に同じ空間を共有していないにもかかわらず，傍にいるように感じるという矛盾した体験が可能になる。それはこれまで慣れ親しんでいた対面でのセッションに置き換わる手段となりうるのだろうか？　それとも結局はそれの出来損ないの代替物に過ぎないのだろうか？

　クライエントが対面に勝るものはないと考えるのは自然だろう。しかし複雑なのは，オンラインの方がより抵抗なくセラピストと出会える，という一部のクライエントの存在である。そしてセラピストもオンラインにより新たな自由度を獲得したと感じる場合があるかもしれない。その場合はコロナ禍が去った後もオンラインを継続するべきなのだろうか？　それともそれは，より生きた接触を互いに回避するためのセラピストとクライエントの共謀を意味するのだろうか？

　以上の問いにおそらく正解はないのであろうが，考えあぐねた末に私自身が至った結論は，対面によるプレゼンス，すなわち対面による存在感と，テレプレゼンス，すなわちオンラインによる存在感は別物であるということだ。それらはどちらが優れているという問題ではなく，互いに異なり，それぞれの長所と短所を持っているということである。そしておそらくどちらを今後選ぶかは，セラピストとクライエントがさまざまな要素を勘案して一緒に決めることである。そこには，時間的，経済的な利点といった要素も当然含まれるであろう。

　一つ言えることは，私たちは今後このようなパンデミックに見舞われても，少なくとも出来損ないのバックアップは手にしていることである。私たちはこの文明の利器に感謝すべきではないかと思う。

第17章　PTG（トラウマ後成長）としての
　　　　　オンライン

オンラインは治療手段たりうるのか？

　前章ではこのコロナ禍で半ば使用を余儀なくされる形で始まったオンライ
ンによる治療について論じたが，本章でも引き続きそれがどの程度治療手段
として可能かについて考察を進める。その結論を先取りするならば，オン
ラインによる治療は一つの有効なツールであり，その意味ではコロナとい
うトラウマを経たのちにもたらされた成長，いわゆるPTG（Posttraumatic
Growth, トラウマ後成長）として位置づけられるのではないかと考える。
　ここで改めて考える必要があるのは，オンラインによる治療は対面に代わ
り得るもの，一つの代替手段として受け入れていいものであろうか，という
点である。ここで私は二つの問題点を提起したい。
　一つは，オンラインによる治療が従来行われてきた精神分析を含む精神療
法の実践の質をどの程度保証できるのか，果たしてそれは対面によるセッシ
ョンと同等のレベルにあるものなのか，それとも質の劣る代替手段なのか，
あるいはそもそも代替手段とはなりえないのか，という問題である。
　もう一つは，従来の週4回以上，寝椅子を用いるという構造をもたないオ
ンライン・セッションを，今後どの程度精神分析の訓練の一環として用いる
ことができるのか，という問題である。こちらの方はもちろんオンライン・
セッション以外の構造も対象とすべき問題である。S. Freudが始めた週6回
の寝椅子を用いた精神分析は，その後それに変更を加えようとするさまざま
な試みがなされた。それらは電話を用いたセッション，メールを用いたセッ
ション，一日複数回のセッション，週末だけに固めたセッション，あるいは

いわゆるシャトルアナリシスなどであり，日本では古澤の「背面椅子式自由連想法」があった。これらを訓練の一環としてどの程度認めるのかについては，これまでもたくさん議論されてきた。ただこの問題はとてもすそ野が広いテーマなので本書では特に論じないことにする。

　ここで用語の問題であるが，電話やインターネットを用いた精神分析的な試みはさまざまな名称で呼ばれ，また議論されてきている。これまでvideoconference analysis, Technology-assisted analysis, remote psycho-analytic work, teleanalysisなどの用語が用いられてきた。本章では，ZOOMやスカイプ等を用いたセッションをオンライン・セッション，略して「OS」と表現させていただく。また治療者と被治療者のことを簡便に，セラピストとクライエント，という呼び方にとどめておく。なぜなら，たとえばアナリスト，アナリザンドという言い方を用いると，これがOSを精神分析の一つの形式として用いることを前提としているかの印象を与えるかもしれないからだ。

　このOSの問題は，数年来私たちを悩ませている新型コロナの出現よりかなり前から論じられていたが，論文の数としてはそれほど多くはなかった。しかし現在では新型コロナとの関連でさまざまな研究が行われたり，論文が発表されたりしていると想像する。紙ベースで送られてくるInternational Journal of PAの最新号にも，すでにいくつかのコロナ関係やteleanalysisについての論文が見られる。ここでは紙幅の都合上，この問題に関する私の個人的な経験を整理したい。

オンラインセッションに関する個人的な体験

　個人的な話をすれば，私は2020年の春まではZOOMを用いた対話というものをほとんど体験していなかった。それが心理面接やスーパービジョンの代替手段になるともあまり真剣に考えていなかったし，それを用いたカンファレンスや研究会にもそれほど興味を持っていなかった。実際の対面での面接や研究会などにはとてもかなわないだろうと思っていたからだ。しかし新型コロナの影響でやむを得ずZOOMなどをさまざまな場面で用いることに

第17章 PTG（トラウマ後成長）としてのオンライン　*173*

なり，OSは思っていた以上に活用ができることに驚いているというのが正直なところである。ただしOSは，カメラ・オンとオフでかなり異なるという実感があり，時と場合により両者を使い分ける必要があると考えている。

カメラ・オンの体験

ZOOMなどでお互いにカメラ・オンで行うOSは，設定によっては相手の顔が大写しになり，自分の顔も大写しになるという特徴がある。ZOOMを用いるようになり，私たちの多くはセッション中の自分の顔をまじまじと見るという体験をセラピストとして初めて持ったのではないか。そしてこれは一部の自己愛的な傾向を有するセラピストを除いては，あまり心地いい体験とはなっていないようである。私自身はたとえカメラ・オンの場合でも自分自身の顔は見えないようにしたり，きわめて小さいサイズに保ったままにしたりし，相手の顔もかなり小さくする傾向にある。ZOOMでは相手側がどのような設定にしているかは，カメラ・オンか，カメラ・オフか以外にはわからないので，かなり個々のユーザーに自由な選択の余地があることになる。たとえば相手がカメラ・オンでも，こちらがその顔を意図的に遮断するということが可能であり，そのことを相手が気が付かないという状況をOSでは作ることができるのだ。

　ここで一つ気が付くのは，カメラ・オンのOSでも，クライエントとの視線は決して正確には合わないということである。ふつう私たちはモニターに映ったクライエントの顔に向かって話そうとするだろう。決してカメラに向かって，ではない。そしてクライエントもモニターの私に向かって話すのであり，カメラに向かってではない。ということは両者は決して正確には目線を合わせることができない。目線を合わせようとすると両者がカメラに向かって話すことになるが，そこには相手の顔は映っていないことになる。

　逆にもし相手が自分の目を見据えて話してきていると感じたら，実は相手はこちらの目ではなくカメラを見ていることになる（実際にカメラ・オンにした時の自分と目線を合わせようとしてみるとよい。決して自分と目を合わせることはできないのである）。私は実はカメラ・オンのOSが持つこのユニークな特徴は，視線を合わすことのストレスをかなり軽減しているのでは

174　第Ⅳ部　コロナというトラウマを乗り越えて

ないかと考える。しかしこの件はまた後ほど改めて論じよう。

カメラ・オフの体験

　それに比べてカメラ・オフでは，寝椅子を用いたセッションにとても近い状況を作れるということが分かった。カウチを用いたセッションの一番の特徴は，クライエントが横になり連想をするということ，そしてその間お互いに視線を合わせないということである。その意味ではお互いにカメラ・オフにして行うセッションは，寝椅子を使ったセッションの代替手段としてとてもうまく行くという印象を持つ。最初と最後だけカメラ・オンにして挨拶をし，セッション中は両者ともカメラ・オフにし，あとはクライエント側がヘッドギヤを装着するなどしながら体を横にすることで，寝椅子を使ったセッションにかなり近い状況を再現できるのである（先ほどの議論を思い出せば，OSでは視線を合わせる対面の状況は決して再現できないが，寝椅子を用いた状況はそれをかなり正確に再現できることになる）。

　ただし私はそれを週一度の寝椅子を用いたケースに対して行っているだけであり，週4回のケースに対しては試していない。週4以上のケースで同じようにカメラ・オフで面接を行った場合にどこまで週4のカウチ使用と同じ雰囲気を再現できるか，私には実体験がないのでわからない。おそらくかなり違ったものになるのではないかと想像する。

オンラインセッションのメリットとデメリット

　ここで私の実体験から見たOSの利点と問題点についてまとめてみたい。利点は，言うまでもないことであるが，セッションに通うための時間だけでなく，交通費も節約されることである。これは治療のために遠隔地から通うクライエントにとってはこの上ない利点といえる。これにより国内の異なる地方，というより地球上の異なる地域に在住しているセラピストとクライエントの間でのセッションが可能となる。この利点は互いに遠方に在住するセラピストやクライエントにとっては計り知れない。

　Freudの時代のクライエントは，同じ界隈に居住している人を除いては，

第17章　PTG（トラウマ後成長）としてのオンライン　*175*

治療期間中は遠隔地から来てセラピストの近くに長期間滞在していたと想像する。クライエントは精神分析のセッションを毎日持つために，一定期間は仕事を休んで分析を中心とした生活を送るという前提があったのであろう。ということは精神分析のクライエントの多くは，働かなくても治療費を賄うことができるような裕福な人たちであったことになる。つまり精神分析を受けることができるのは一部の特権的な人々に限られていた可能性があるのだ。

　これはとても大事な点であり，現在特別に裕福とは言えないクライエントが精神分析で週に5回とか6回のセッションを行うとしたら，セラピストの側もクライエントの側も，かなり条件がそろっていなくてはならない。そのうちの一つはクライエントの側に潤沢な時間的な余裕があることである。もちろん治療費を払えるだけの経済的な余裕があることも条件となるが，それはセラピストの側が低額で行いその負担をかぶることで補われる。結果的にトレーニングケース（分析家の候補生が持つ症例）の一定の部分は，仕事がなく経済的にも豊かとはいえないクライエントが占めることになる。そしてその一部として，抑うつやパーソナリティの問題などで仕事を得ることができない，すなわち機能レベルが決して高くないクライエントが精神分析の対象に選ばれることにもなる。そしてそれはFreudが行っていた精神分析の実践とはかなり異なる。

　ちなみに私の米国の体験では，居住地で分析家のオフィスに通う場合には，車で10分程度の移動時間をその前後に設ければよかったので，Freudの時代の分析と同じような条件が成立していたと考える。一時メニンガー・クリニックに勤務していた時は，同じキャンパス内の分析家とのセッションに通う限り，移動時間はゼロに近く，分析治療やトレーニングを受ける条件として極めて理想的だと感じたと同時に，同様の機会は，交通事情がより困難なアメリカの都会や，日本においては得難いであろうと想像していた。そして実際に帰国してからほかの候補生たちの苦労話，たとえば他県にまで長時間かけて教育分析を受けに通った方々の話を聞くたびに，自分の場合はなんと恵まれていたことかと思ったものである。

　そして少なくともOSにより移動時間や交通費の問題が大幅に改善することは，精神分析の対象となるクライエントの機能レベルをより高めることに

もつながるだろう。仕事前の一時間や昼休みをセッションに充て，あとは仕事も含めて通常の社会生活を送ることのできる人々が分析の対象となる可能性が高まるとしたら，OSを用いることのメリットは，単なる時間的な問題には限らない。

さてOSの第2のメリットは，対面場面に特有ないくつかの問題を解決してくれることである。Gabbard（2014）はその『精神力動的精神療法』（岩崎学術出版社）のテキストの中で，セッション中にセラピストがノートを取ったり時計に目をやったりすることがラポールの形成の妨げになると指摘している。これらはことごとく対面で行うセッションに限った懸念である。これらの問題はオンラインの設定にすることで，完全に解消しないまでもかなり軽減するであろう。

もう一つOSのメリットは，クライエントの「帰宅問題」を解消してくれるということである。これは要するに患者がセッションの後解離を起こしたり，脱力症状を呈したり，あるいは希死念慮が高まるなどした場合に安全な帰宅が保証できないという問題を解決してくれるということだ。クライエントがセッションの後に何らかの形で動けなくなった場合，セラピストは患者の家族を呼び寄せたり，新たな救護場所を確保したり，などさまざまな問題が生じ，その日の外来のスケジュールが大幅にくるってしまうこともある。オンライン診療はこれらの問題を一挙に解決してくれるのである。

第3のメリットは以下のテレプレゼンスの項で改めて論じたい。

次にOSのデメリットについても考えたい。OSは非常に便利なものだが，同時にクライエントの側にある種の設定を必要とする。セラピストは多くの場合通常のオフィスを用いればいいが，クライエントの側が自宅などの環境にプライベートな空間を確保することが難しい場合がある。しばしばクライエントは自宅の中で防音がしっかりして声が家族に漏れないような場所を確保することが困難である。

時にはセッション中に部屋に押し入ってくる幼い子どもの面倒を見たり，餌を欲しがって飼い主を呼ぶ犬の世話のために中座したりしなければならず，それでなくても家人に聞かれているのではないかとの懸念でひそひそ声になったりする。

治療を受けていること自体を家族に伏せているようなケースでは，オンラインの治療は非常に不都合であったり，事実上不可能であったりする。さらに細かいことにはなるが，機材の設定がうまくいかず，相手の声が聞きづらかったり，途中で回線が途切れてセッションがいきなり中断を余儀なくされるなどの問題は頻繁に起きる。

もちろんこのプライバシーの問題はセラピストにもある程度は該当する。セラピスト側が仕事場のオフィスからではなく，自宅からOSを行う場合は，プライバシーの問題はしばしばクライエント以上に重大な問題となる。クライエントの側は家族が聞いている可能性についてそれほど問題にしない場合もありうる。しかしセラピストが面接の内容を外に漏らすことは決して職業上許されることではないのである。

ここでOSのデメリットとして論じた点に関して，私たちは，オンライン治療を行うことを余儀なくされた一年以上前に比べれば，はるかに多くの経験を積むことによりかなりスムーズにそれを行えるようになってきていると思う。私の偽らざる感想を言えば，私たちがこのような文明の利器を手に入れて，四半世紀前までだったら考えもしなかったような遠隔地とのセッションが可能になったことについては，はっきり言って実感がないほどである。もしもこのシステムがFreudの時代に確立していたなら，新し物好きのFreudがZOOMによるセッションを取り入れていたであろうことはほぼ間違いない。婚約者Marthaに900通の手紙を出したFreudが今の世にいたら，ラインやメール依存になっていたかもしれないし，ブダペストのFliessとはスカイプをつなぎっぱなしにしていたかもしれないと想像する。ただそれにより交流の進展も加速し，FliessやFerencziとの関係も実際よりずっと早く進展して，収束してしまったかもしれないと想像する。

「テレプレゼンス」の問題とOSの新たな可能性

最後にOSにおけるお互いの存在感の問題について論じたい。OSにおいてセラピストとクライエントは距離的には極めて遠くに位置していながら，すぐそばにいるという感覚を持つ。このような逆説的な存在の仕方は，OS

のメリットともデメリットともなりうるのである。

　事実，私のセラピーやスーパービジョンを受けている方々の中には，多少時間がかかっても，あるいは感染の危険性を冒しても，来談して対面でセッションを設けたいという人がいる。その理由を尋ねると，彼らは，OSでは私と会っているという実感がわかないという。そして私の中の微妙な逆転移反応に耳を傾けてみると，私が個人的に会っていて心地よいクライエントやバイジーが直接対面を望むことは，私自身にとってもうれしい体験となることに気が付いた。確かに対面では相手と会っている，接している，触れ合っているという実感があり，それはOSでは得られない可能性がある。

　ただし私はここでOSでは対面状況に比べて何かが欠けている，不足しているという見方には留まりたくない。なぜならOSの方を好むクライエントも存在するからだ。私のあるバイジーさんのクライエントは，それまでの対面からZOOMを用いたセッションになり，自分がそれ以前よりはるかに自分の気持ちを話すことができることに気が付いたという。特にセラピストに対しての考えを伝えやすくなったということだ。その他にもOSにすることで何となくリラックスできるという体験を持つ方は，多くはないとしても一定の割合でいらっしゃるようである。ではOSによるテレプレゼンスの何が，クライエントやバイジーに，よりリラックスして心を開く効果を及ぼしたのであろうか。

　考えられるのは，実際の対面とOSはやはり別物であり，セラピストとクライエントはそれぞれの場面で異質の存在感を互いに与えあっているという可能性である。このOSにおける存在感を表すために私はテレプレゼンスtelepresenceという用語を用いているが，それはこのような概念がすでに存在し，私がここで考えている対面とOSでのお互いの在り方の違いを比較的うまくこの言葉に乗せることができるように思えるからだ。

　ちなみにZhao（2003）はこのテレプレゼンスについて，次のように定義する。

　　　「これは一種の人間の同時的存在であり，それぞれが別々の場所に居て，身体的な意味で身近であるphysical proximity代わりに，電子的な意味で身近であ

第17章　PTG（トラウマ後成長）としてのオンライン　*179*

るelectronic proximityことである。彼らはそれぞれの肉眼で見える距離の外
にあるが，それでも電子的な通信ネットワークにより互いにすぐ傍にいるので
ある。」(p.448)

　このようなテレプレゼンスの定義は，これが身近に存在するあり方の一つ
であるということを保証してくれているように思える。そしてプレゼンスでも
テレプレゼンスでも，分析的な治療は成立するのだ，と言われているような
気がしてくるのだ。
　ここで私が特に注目したいのは，OSにおけるテレプレゼンスの独自性で
ある。すでに述べたように一部のバイジーやクライエントは，対面よりも
OSをあえて選択する傾向にある。それはなぜだろうか。そこで私が思い浮
かべるのは，すでに視線の問題でも触れた点である。OSにおいては両者の
視線は原理的に合わせられないようになっている。そしてそれだけでなく，
相手がすぐそばにいればノンバーバルで伝わってくるもの，あえて言葉にす
れば「気配」のようなものが，テレプレゼンスの場合には希薄になっている
のではないだろうか。そしてテレプレゼンスの存在意義はそこにある。対面
場面では相手の存在感presenceに伴う気配に圧倒されてしまう人が，テレ
プレゼンスにおいてはより自由になれるのである。
　ちなみに私はプレゼンスとテレプレゼンスの違いとして，前者の圧倒され
る感じについて述べたが，それはこれが一種の対人恐怖や羞恥心の感覚とも
つながる問題だと実感するからである。私個人は対面場面で視線の交わし合
い（避け合い？）から生じる緊張感に時には苦痛を感じるが，テレプレゼン
スはそれを軽減することにより，リラックス効果を与えるのではないか，そ
れにより話者はより「素」になれる場合があるのではないか，というのが私
の考えである。
　ここでテレプレゼンスにおいては「気配オフ」になるという事情に触れた
が，実はこの気配は，相手のそれがオフになるだけではない。対面状況では
相手に伝わるであろう自分の気配に関しても，OSではオフになるのである。
対人恐怖者は自分が相手に及ぼす気配をも恐れる。対人恐怖の人はヘッドフ
ォンで音楽を聴いていたり，サングラスをかけたりすることで店に自由に入

れたり店員と会話ができたりする人がいることが知られている。それは自分自身の気配のモニタリングを遮断することで緊張感を低下させることができるからである。これは考えてみれば自己視線恐怖の心性にもつながる，自己の「気配」への敏感さとも関係していると言える。

この「気配」の問題に関して私が最近興味深いと思ったのは，学校でもオンラインの授業が取り入れられることにより，一部の登校拒否の生徒たちはとても大きな恩恵を被っているということである。一部の生徒はオンラインの授業が開始されることで，新しい学びを得たり課題をこなしたりということに喜びを感じているという。不登校の生徒の一部はこのように対人恐怖的なバリアーが取り払われることで，周囲の気配や自分の気配に脅かされることなくタスクをこなすことができるようになるのだ。

このように，OSを体験することは，おそらくそれにより初めて心を開放できるクライエントもいるという気付きを与えてくれる。Freudは100年以上前に寝椅子を用いた治療を編み出したわけであるが，考えてみればこれも患者からの圧倒されるようなプレゼンスを一部オフにすることで両者をより自由にする試みだったのかもしれない。

結論を言えば，OSは対面によるセッションとは異質の存在感であるテレプレゼンスを提供しあうことで，ひとつの新たな関係性を作る可能性があるのではないか。ただしそれが従来の対面によるセッションの代替手段になりうるかについては慎重な議論が必要であろう。なぜならそれはあくまでも対面によるセッションとは異なる何かだからである。

あとがき

　私は本書の出版の三年ほど前（令和4年3月）に京都大学を退官し，現在は都心で精神科外来を中心とした活動を続けている。大学勤務時代よりは多少時間の余裕があり，その分を執筆に当てることができることを心から嬉しく思っている。私はもう老境に至っているが，幸いいろいろなことに興味を持つことができ，日々の精神医療でも気づかされることが多い。そしてそれを講演や執筆依頼に応じる形でアウトプットする機会も多く，それが本書のような形を取ることとなった。

　しかし改めて思うが，本を書くということはとても自己愛的な作業である。自分の学びとその感動をひとに伝えたいという以外のモチベーションは特に見当たらない。その意味では本を出版できるという喜びを改めて感じている毎日である。

　最後に私の臨床及び研究の支えとなってくださる心理療法研究会のメンバーおよび日本解離研究会の関係者の皆様，ともに勉学し，指導をいただいている柴山雅俊先生（もと東京女子大学教授），野間俊一先生（のまこころクリニック院長），トラウマ研究の第一人者で本書に格調高い序文をいただいた金吉晴先生（国立精神・神経医療研究センター名誉所長）に深く感謝いたします。そしてこのような形でその発表を可能にしてくれる岩崎学術出版社の長谷川純氏にはそのきめ細かい編集作業も含め，改めて深くお礼を申し上げます。

　末尾になるが本書の各章のもととなった論文や講演を初出一覧としてここに記しておきたい。

初出一覧
第2章　「脳科学から見た子供の心の臨床」第130回 日本小児精神神経学会学術集会 特別講演（2023年11月26日）

第3章 「解離とトラウマに関してWinnicottが提起したこと」ウィニコットフォーラム特別講演（2023年11月23日）

第4章 「蘇った記憶，偽りの記憶」精神科治療学37(4) pp. 415-422, 2022年

第5章 項目「解離性健忘」精神科治療学36増刊号「今日の精神科治療ハンドブック」2021年

第6章 「感情と精神療法」精神療法49(2) pp.159-163, 2023年

第7章 「嫌悪の精神病理」こころの科学220「嫌悪・ネガティブな感情はなぜ生じるのか」pp.27-34, 2021年

第8章 「羞恥からパラノイアに至るプロセス」臨床心理学23(4) pp.401-407, 2023年

第9章 「パーソナリティ障害とCPTSDについて考える」精神療法47(4) pp.478-480, 2021年

第9章 「パーソナリティ障害とCPTSD」精神療法47(4)「特集 複雑性PTSDを知る：総論，実態，各種病態との関連」pp.478-480, 2021年

第9章 「トラウマ，神経発達障害とパーソナリティ障害」最新精神医学28(3)「精神分析的精神療法の現状と今後の展望」pp.195-201, 2023年

第10章 「S共感とG共感」祖父江典人・細澤仁編著「寄り添うことのむずかしさ 心の援助と「共感」の壁」（木立の文庫）に所収, pp.169-186, 2023年

第11章 「男性のトラウマ性」社会的トラウマと精神分析シンポジウム（2023年8月6日）

第12章 「解離はなぜ誤解され，無視されるのか」精神医学66(8)「現代における解離」pp.1001-1012, 2024年

第13章 「解離——トラウマの身体への刻印」臨床心理学19(1)「特集 生きづらさ，傷つき——変容・回復・成長」pp.31-35, 2019年

第14章 「トラウマ——ポリヴェーガル理論と感情」臨床心理学20(3)「感情の科学」pp. 287-290, 2020年

第15章 「現代的な視点からの心身問題」日本心身医学会「教育講演」（2023年7月1日）

第16章 「巻頭言」京都大学教育学部臨床心理相談室事例紀要. 2021年

第16章 「オンラインと精神療法，精神分析」日本精神分析協会 令和3年度大会シンポジウム「オンライン・精神分析の実践と訓練の可能性」にて発表

参考文献

Abram, J.（2013）Donald Winnicott Today. Routledge.

Alexander, F., French, T.（1946）Psychoanalytic Therapy. Principles and Application. The Ronald Press, New York.

Allen, J., Fonagy, P.（2009）The Handbook of Mentalization-Based Treatment. Wiley.

American Psychiatric Association（1980）Diagnostic and Statistical Manual. 3rd edition. 髙橋三郎，花田耕一，藤縄昭訳（1982）DSM-III 精神障害の分類と診断の手引き. 医学書院.

American Psychiatric Association（2013）Diagnostic and Statistical Manual of Mental Disorders, 5th ed（DSM-5）. American Psychiatric Publishing, Arlington. 日本精神神経学会 日本語版用語監修，髙橋三郎，大野裕監訳（2014）DSM-5 精神疾患の診断・統計マニュアル. 医学書院.

American Psychiatric Association（2022）Diagnostic and Statistical Manual of Mental Disorders, 5th ed,Text revision（DSM-5-TR）. American Psychiatric Publishing. 日本精神神経学会監修（2023）DSM-5-TR 精神疾患の診断・統計マニュアル. 医学書院.

Ariely, D.（2012）The Honest Truth About Dishonesty: How We Lie to Everyone—Especially Ourselves. Harper Collins Publishers. 櫻井祐子訳（2012）ずる——嘘とごまかしの行動経済学. 早川書房.

Aron, E.N.（2010）Psychotherapy and the Highly Sensitive Person. Routledge.

飛鳥井望（2020）3 章 ストレス関連症群「複雑性心的外傷後ストレス症」. 所収：講座精神疾患の臨床. 不安又は恐怖関連症群，強迫症，ストレス関連症群，パーソナリティ症. 中山書店，pp.255-260.

Balint, M.（1968）The Basic Fault. Tavistock, London. 中井久夫訳（1978）治療論からみた退行——基底欠損の精神分析. 金剛出版.

Barber, T.X.（1962）Hypnotic age regression: a critical review. Psychosomatic Medicine, 23（3）: 286-99.

Baron-Cohen, S., Leslie, A.M., Frith, U.（1985）Does the autistic child have a "theory of mind"? Cognition, 21: 37-46.

Bass, E. Davies, L.（1988）The Courage to Heal: A Guide for Women Survivors of Child Sexual Abuse. Collins Living. 原美奈子訳（2013）生きる勇気と癒す力——性暴力の時代を生きる女性のためのガイドブック. 三一書房.

Bateman, A., Fonagy, P.（2004）Psychotherapy for Borderline Personality Disorder. Mentalization-based Treatment. Oxford University Press. 狩野力八郎，白波瀬丈一

郎監訳（2008）メンタライゼーションと境界パーソナリティ障害―― MBT が拓く精神分析的精神療法の新たな展開. 岩崎学術出版社.

Berridge, K.C., Winkielman, P.（2003）What is an unconscious emotion?（The case for unconscious "liking"）. Cogn Emot 17: 181-211.

Berridge, K.C., & Robinson, T.E.（2011）Drug addiction as incentive sensitization Addiction and responsibility.（in）Poland, J. and Graham, G.（eds）Addiction and Responsibility. pp.21-54. The MIT Press.

Bessel van der Kolk（2014）The Body Keeps the Score: Brain, Mind, and Body in the Healing of Trauma Penguin Books. 柴田裕之訳（2016）身体はトラウマを記録する――脳・心・体のつながりと回復のための手法. 紀伊國屋書店.

Blecha, P.（2004）Taboo Tunes: A History of Banned Bands and Censored Songs. Backbeat Books.

Bloom, P.（2016）Against Empathy the case for rational compassion. Ecco. 高橋洋訳（2018）反共感論――社会はいかに判断を誤るか. 白揚社.

Bolis, D., Balsters, J., Wenderoth, N., Becchio, C., Schilbach, L.（2017）Beyond Autism: Introducing the Dialectical Misattunement Hypothesis and a Bayesian Account of Intersubjectivity. Psychopathology, 50(6): 355-372.

Bonne, O., Brandes, D. et al.（2001）Longitudinal MRI Study of Hippocampal Volume in Trauma Survivors With PTSD. Am J Psychiatry, 158: 1248-1255.

Brand, A.G.（1985）Hot Cognition: Emotions and Writing Behavior. Journal of Advanced Composition, 6: 5-15.

Breger, L.（2000）Freud: Darkness in the Midst of Vision. John Wiley & Sons Inc. 後藤素規訳（2007）フロイト：視野の暗点. 里文出版.

Bremer, B., Wu, Q., Mora Álvarez, M.G. et al.（2022）Mindfulness meditation increases default mode, salience, and central executive network connectivity. Sci Rep 12, 13219.

Campbell, R.N. and Grieve, R.（1981）Royal Investigations of the Origin of Language. Historiographia Linguistica, 9: 43-74.

Cannon, W.B.（1928）The mechanism of emotional disturbance of bodily functions. N. Engl. J. Med. 198: 877-884.

Carper, R.A., Moses, P., Tigue Z.D., Courchesne, E.（2002）Cerebral lobes in autism: early hyperplasia and abnormal age effects. Neuroimage, 16: 1038-1051.

Cheng, F.K（2014）Overcoming "sentimental compassion": How Buddhists cope with compassion fatigue. Buddhist Studies Review, 7: 56-97.

Cloitre, M., Garvert, D.W., Weiss, B., Carlson, E.B., Bryant, R.A. Distinguishing PTSD, Complex PTSD, and Borderline Personality Disorder: A latent class analysis. Eur J Psychotraumatol 2014 Sep 15; 5. doi: 10.3402/ejpt.v5.25097.

Cloitre, M., Garvert, D.W. et al.（2014）Distinguishing PTSD, Complex PTSD, and Borderline Personality Disorder: A latent class analysis. European Journal of

Psychotraumatology, 5; 25097.

Collins, A.M., & Loftus, E.F. (1975) A spreading-activation theory of semantic processing. Psychological Review, 82(6), 407-428.

Corkin, S. (2013) Permanent Present Tense: The man with no memory, and what he taught the world. Penguin. 鍛原多惠子訳 (2014) ぼくは物覚えが悪い：健忘症患者 H・M の生涯. 早川書房.

Crewrs, F. (2017) Freud: The Making of an Illusion. Henry Holt and Co.

Damasio, A. (1994) Descartes' Error: Emotion, Reason, and the Human Brain. Putnam Publishing. 田中三彦訳 (2010) デカルトの誤り──情動, 理性, 人間の脳. 筑摩書房

Damasio, A. (2003) Looking for Spinoza: Joy, Sorrow, and the Feeling Brain, Harcourt. 田中三彦訳 (2005)：感じる脳──情動と感情の脳科学 よみがえるスピノザ. ダイヤモンド社.

Davis, M.H. (1994) Empathy: A social psychological approach. Brown & Benchmark Publishers.

Dumas, G. (2011) Towards a two-body neuroscience. Commun Integr Biol. 4(3): 349-52.

Dvash, J, Shamay-Tsoory, S. (2014) Theory of Mind and Empathy as Multidimensional Construct. Topics in Language Disorder, 34.4 pp.282-295.

Egmond, J., Kummeling, I., Balkom, T. (2004) Secondary gain as hidden motive for getting psychiatric treatment.European psychiatry, 20(5-6): 416-21.

Fallon, J.H. (2013) The Psychopath Inside: A Neuroscientist's Personal Journey into the Dark Side of the Brain. Portfolio. 影山任佐訳 (2015) サイコパス・インサイド──ある神経科学者の脳の謎への旅. 金剛出版.

Foa, E.B., Rothbaum, B.O., Hembree, E.A. (2007) Prolonged Exposure Therapy for PTSD: Emotional Processing of Traumatic Experiences. Therapist Guide. Oxford University Press. 金吉晴, 小西聖子, 石丸径一郎, 寺島瞳, 本田りえ訳 (2009) PTSD の持続エクスポージャー療法 トラウマ体験の情動処理のために. 星和書店.

Fonagy, P., Gergely, G., Jurist, E.L., Target, M. (2002) Affect regulation, mentalization and the development of the self. Other Press.

Ford, J.D., Courtois, C.A., Complex PTSD and borderline personality disorder. Borderline Personal Disord Emot Dysregul. 2021 May 6; 8(1): 16. doi: 10.1186/s40479-021-00155-9. PMID: 33958001; PMCID: PMC8103648.

Freud S. (1912) Dynamics of transference. Standard Edition 12. 須藤訓任訳 (2009) 転移の力動論にむけて. フロイト全集 12. 岩波書店.

Freud, S. (1894) The Neuro-Psychoses of Defence. The Standard Edition 3. 渡邉俊之訳 (2009) 防衛 - 神経精神症. フロイト全集 1. 岩波書店.

Freud, S. (1895) Project for a scientific psychology. Standard edition 1. 総田純次訳

（2010）心理学草案．フロイト全集 3．岩波書店．

Freud, S.（1900）Interpretation of Dream. Standard Edition 4, 5. 新宮一成訳（2007, 2011）夢解釈 I, II．フロイト全集 4, 5．岩波書店．

Freud, S.（1905）Fragment of an Analysis of a Case of Hysteria. Standard Edition 6. 渡邉俊之，草野シュワルツ美穂子訳（2009）あるヒステリー分析の断片「ドーラ」．フロイト全集 6．岩波書店．

Freud, S.（1919）Lines of advances in psycho-analytic therapy. Standard Edition 17. 本間直樹訳（2010）フロイト全集 16．精神分析療法の道．岩波書店．

Freud, S.（1920）Beyond the Pleasure Principle, Group Psychology and Other Works. Standard Edition 18. 須藤訓任訳（2006）快原理の彼岸．フロイト全集 17．岩波書店．

Fukushima, H, Zhang, Y. & Kida, S.（2021）Active Transition of Fear Memory Phase from Reconsolidation to Extinction through ERK-Mediated Prevention of Reconsolidation. The Journal of Neuroscience, 41: 1299-1300.

Fullerton, R.A.（2009）"A Virtual Social H-Bomb": The Late 1950s Controversy Over Subliminal Advertising. Journal of Historical Research in Marketing 2(2): 166-173.

藤山直樹（2015）週一回の精神分析的セラピー再考．精神分析研究, 59(3): 261-268.

Gabbard, G.O., Westen, D.（2003）Rethinking therapeutic action. Int J Psychoanal. 84(4): 823-41.

Gabbard, G.O.（2014）Psychodynamic Psychiatry in Clinical Practice. Amer Psychiatric Pub Inc. 奥寺崇ほか監訳（2019）精神力動的精神医学 第 5 版．岩崎学術出版社．

Geschwind, D.H., Levitt, P.（2007）Autism spectrum disorders: developmental disconnection syndromes. Current Opinion in Neurobiology, 17: 103-11.

Gill, M.（1954）Psychoanalysis and exploratory psychotherapy. J. Amer. Psychoanal. Assn. 2: 771-790.

Gleaves, D. H（1996）The sociocognitive model of dissociative identity disorder: a reexamination of the evidence. Psychol Bull. Jul; 120(1): 42-59.

Gold, A.L., Sheridan, M.A., Peverill, M. et al,（2016）Childhood abuse and reduced cortical thickness in brain regions involved in emotional processing. J Child Psychol Psychiatry, 57: 1154-1164.

Ha, S., Sohn, I.J., Kim, N., Sim, H.J., Cheon, K.A.（2015）Characteristics of Brains in Autism Spectrum Disorder: Structure, Function and Connectivity across the Lifespan. Exp Neurobiol. 24(4): 273-84.

Hadjikhani, N., Johnels, J.A. et al.（2017）Look me in the eyes: constraining gaze in the eye-region provokes abnormally high subcortical activation in autism. Scientific reports, 7; 3163.

Herman, J .（1992）Trauma and Recovery. Basic Books. 中井久夫訳（1996）心的外

傷と回復．みすず書房．

Hoebel, B.G., Avena, N.M., Rada, P.（2007）Accumbens dopamine-acetylcholine balance in approach and avoidance. Curr Opin Pharmacol. Dec; 7（6）: 617-27.

Hoffmann, E., Brück, C., Kreifelts, B. et al.（2016）Reduced functional connectivity to the frontal cortex during processing of social cues in autism spectrum disorder. J Neural Transm, 123, 937-947.

Hopwood, C., Thomas, K.M., Zanarini, M.C.（2012）Hyperbolic temperament and borderline personality disorder Personal Ment Health. 6: 22-32.

星名洋一郎（2009）シグマ1受容体の内因性アゴニストは幻覚剤である DMT だった．ファルマシア，45: 11025-1036.

Ide, M., Yaguchi, A., Sano, M., Fukatsu, R., & Wada, M.（2019）Higher tactile temporal resolution as a basis of hypersensitivity in individuals with autism spectrum disorder. Journal of Autism and Delopmental Disorders, 49（1）, 44-53.

Irland, T.（2014）What does mindfulness meditation do to your brain? Scientific American. June 12, 2014. https://blogs.scientificamerican.com/guest-blog/what-does-mindfulness-meditation-do-to-your-brain/

Janet, P.（1887）L'Anesthésie systématisée et la dissociation des phénomènes psychologiques. Revue Philosophique, 23, 449-472.

Jenkins, W.J.（2017）An Analysis of Elizabeth F. Loftus's Eyewitness Testimony. Routledge.

Johns Hopkins Medicine（2015）Combat Veterans' Brains Reveal Hidden Damage from IED Blasts（January 14, 2015）https://www.usnews.com/news/blogs/at-the-edge/2015/01/29/ied-blasts-leave-distinct-scars

Jones, E.（1953）The life and Work of Sigmund Freud, 1. Basic Books, Inc.

Kahneman, D.（2011）Thinking, Fast and Slow. Penguin. 村井章子訳（2014）ファスト＆スロー（上，下）あなたの意思はどのように決まるか？．ハヤカワ文庫．

加藤隆弘（2022）脳科学が精神分析と出会ったら？　日本評論社．

川村光毅（2007）扁桃体の構成と機能．臨床精神医学，36（7），817-828.

Khan, M.R.（1963）The Concept of Cumulative Trauma, The Psychoanalytic Study of the Child, 18: 286-306.

Kim, E.J., Pellman, B., Kim, J.J.（2015）Stress effects on the hippocampus: a critical review. Learn Mem. 18; 22（9）: 411-6.

北山修，高野晶編（2017）週一回サイコセラピー序説——精神分析からの贈り物．創元社．

北山修（2017）序章 週一回精神分析的精神療法の歴史——体験と展望．所収：週一回サイコセラピー序説——精神分析からの贈り物．創元社，pp.21-44.

金吉晴（2012）PTSD の概念と DSM-5 に向けて．精神経誌，114（9）: 1031-1036.

金吉晴（2021）ICD-11 におけるストレス関連症群と解離症群の診断動向．精神経誌，

123(10): 676-683.

小林司（1983）出会いについて——精神科医のノートから．NHK ブックス．

Kohut, H.（1977）Restoration of the Self. International Universities Press, New York. 本城秀次，笠原嘉監訳（1994）自己の修復．みすず書房．

Kremen, W.S., Koenen, K.C. et al.（2012）Twin Studies of Posttraumatic Stress Disorder: Differentiating Vulnerability Factors from Sequelae. Neuropharmacology, 62: 647-653.

Lacan, J.（1949）Le Stade du miroir comme formateur de la fonction du Je: telle qu'elle nous est révélée dans l'expérience psychanalytique, Revue Française de Psychanalyse, 13(4): 449-455.

LeDoux , J.E.（1996）The Emotional Brain. New York: Simon and Schuster.

Lieberman, D.Z., Long, M.E. et al.（2018）The Molecule of More: How a Single Chemical in Your Brain Drives Love, Sex, and Creativity—And Will Determine the Fate of the Human Race. BenBella Books. 梅田智世訳（2020）もっと！——愛と創造，支配と進歩をもたらすドーパミンの最新脳科学．インターシフト合同出版．

Lilienfeld, S.O., Lohr, J.M. ed.（2003）Science and Pseudoscience in Clinical Psychology. Guilford Press. 厳島行雄，横田正夫，齋藤雅英訳（2007）臨床心理学における科学と疑似科学．北大路書房．

Linden, D.（2011）The Compass of pleasure: How Our Brain Make Fatty Foods, Orgasum, Exercise, Marijuana, Generosity, Vodka, Learning, and Gambling Feel So Good. Viking. 岩坂彰訳（2012）快感回路——なぜ気持ちいいのか，なぜやめられないのか．河出書房新社．

Loftus, E., Ketcham, K.（1994）The Myth of Repressed Memory: False Memories and Allegations of Sexual Abuse. St Martins Pr; First Edition. 仲真紀子訳（2000）抑圧された記憶の神話．誠信書房．

Lynn, S.J., Maxwell, R., Merckelbach, H., Lilienfeld, S.O., van Heugten-van der Kloet, D. & Miskovic, V.（2019）Dissociation and its disorders: Competing models, future directions, and a way forward. Clinical Psychology Review, 73, Article 101755.

Main, M., & Solomon, J.（1986）Discovery of a new, insecure-disorganized/disoriented attachment pattern.（In）M. Yogman & T. B. Brazelton（Eds.）, Affective development in infancy（pp.95-124）. Norwood, NJ.

Maines, R.（2001）The Technology of Orgasm: "Hysteria," the Vibrator, and Women's Sexual Satisfaction. Johns Hopkins University Press.

Masson, J.M.（1984）The Assautt on truth: Freud's Suppression of the seduction theory. Straus and Giroux.

Meganck, R.（2017）Beyond the Impasse—Reflections on Dissociative Identity Disorder from a Freudian-Lacanian Perspective. Frontiers in Psychology. Vol 8, SN 1664-1078.

Melillo, R., Leisman, G.（2009）Autistic spectrum disorders as functional disconnection syndrome. Rev Neurosci. 20: 111-131.

森岡正博（2004）感じない男．ちくま新書．

森茂起（2018）フェレンツィの時代――精神分析を駆け抜けた生涯．人文書院．

Myers, C.S.（1915）A contribution to the study of shell shock: being an account of three cases of loss of memory, vision, smell, and taste, admitted into the Duchess of Westminster's War Hospital, Le Touquet.

村岡倫子（2000）精神療法における心的変化――ターニングポイントに何が起きるか．精神分析研究，44(4, 5)，444-454．

Nordahl, C.W., Lange, N., Li, D.D., Barnett, L.A., Lee, A., Buonocore, M.H., Simon, T.J., Rogers, S., Ozonoff, S., Amaral, D.G.（2011）Brain enlargement is associated with regression in preschoolage boys with autism spectrum disorders. Proc Natl Acad Sci U S A 108: 20195-20200.

織部直弥，鬼塚俊明（2014）シゾイドパーソナリティ障害／スキゾイドパーソナリティ．神庭重信，池田学編：DSM-5 を読み解く 5　神経認知障害群，パーソナリティ障害群，性別違和，パラフィリア障害群，性機能不全群．中山書店，pp.171-174.

O'Donovan, A., Rush, G. et al.（2013）Suicidal ideation is associated with elevated inflammation in patients with major depressive disorder. Depression and Anxiety. Volume 30, Issue 4 p.307-314.

岡野憲一郎（1998）恥と自己愛の精神分析――対人恐怖から差別論まで．岩崎学術出版社．

岡野憲一郎（2014）恥と「自己愛トラウマ」――あいまいな加害者が生む病理．岩崎学術出版社．

岡野憲一郎（2015）解離新時代――脳科学，愛着，精神分析との融合．岩崎学術出版社．

岡野憲一郎（2015）解離新時代．岩崎学術出版社．

岡野憲一郎（2017）日本の精神分析的精神療法：精神療法の強度のスペクトラム．北山修，高野晶編：週一回サイコセラピー序説――精神分析からの贈り物．創元社，pp.91-108.

岡野憲一郎（2017）快の錬金術――報酬系から見た心．岩崎学術出版社．

岡野憲一郎（2017）自己愛的な人たち．創元社．

岡野憲一郎（2022）解離性障害と他者性――別人格との出会いと対話．岩崎学術出版社．

岡野憲一郎（2023）解離性同一性障害の臨床における「出会い」――「交代人格は無視する」ではうまく行かない．精神看護，26(1): 18-21.

O'Neil, J.（2009）Dissociative Multiplicity and Psychoanalysis.（In）Dell, Paul F.（ed.）Dissociation and the Dissociative Disorders—DSM-V and beyond., Routledge（Taylor and Francis), 287-325.

Oto, M., Reuber, M. (2014) Psychogenic non-epileptic seizures: aetiology, diagnosis and management. Advances in Psychiatric Treatment, 20(1): 13-22.

Philip, R.C., Dauvermann, M.R., Whalley, H.C., Baynham, K., Lawrie, S.M., Stanfield, A.C. (2012) A systematic review and meta-analysis of the fMRI investigation of autism spectrum disorders. Neurosci Biobehav Rev. 36(2): 901-42.

Porges, S.W. (2003) The Polyvagal Theory: phylogenetic contributions to social behavior. Physiology and Behavior, 79: 503-513.

Porges, S.W. (2007) The Polyvagal Perspective. Biological Psychology, 74, 116-143.

Porges, S.W. (2011) The polyvagal theory. Neurophysiological foundations of emotions, attachment, communication, and self-regulation (1st ed.). New York: W. W. Norton.

Porges, S.W. (2017) The Pocket Guide to the Polyvagal Theory: The Transformative Power of Feeling Safe. W. W. Norton & Company. 花丘ちぐさ訳（2018）ポリヴェーガル理論入門——心身に変革をおこす「安全」と「絆」. 春秋社.

Porter, C., Palmier-Claus, J., Branitsky, A., Mansell, W., Warwick, H., Varese, F. (2020) Childhood adversity and borderline personality disorder: a meta-analysis. Acta Psychiatr Scand. Jan; 141(1): 6-20. doi: 10.1111/acps.13118.

Porter, S., Birt, A. (2001) Is Traumatic Memory Special? A Comparison of Traumatic Memory Characteristics with Memory for Other Emotional Life Experiences. Applied Cognitive Psychology, 15: 101-107.

Premack, D., & Woodruff, G. (1978) Does the chimpanzee have a theory of mind? Behavioral and Brain Sciences, 1(4): 515-526.

Rajendra, A., Morey, R., Gold, A.L. et al. (2012) Amygdala volume changes with posttraumatic stress disorder in a large case-controlled veteran group. Arch Gen Psychiatry, 69: 1169-1178.

Sadock, B.J., Ahmad, S., Sadock, V. (2020) Kaplan & Sadock's Pocket Handbook of Clinical Psychiatry 6th edition. 岩脇淳, 仙波純一監訳（2020）カプラン臨床精神医学ハンドブック第4版. メディカル・サイエンス・インターナショナル, p.252.

Sartre, J-P. (1947) Huis clos suivi de Les mouches (Texte complet), Éditions Gallimard. 伊吹武彦, 芥川比呂志, 加藤道夫訳（1952）出口なし. サルトル全集 第8巻 恭しき娼婦. 人文書院.

佐藤幹夫（2005）自閉症裁判——レッサーパンダ帽男の「罪と罰」. 洋泉社.

Schore, A. (1996) The experience-dependent maturation of a regulatory system in the orbital prefrontal cortex and the origin of developmental psychopathology. Development and Psychopathology, 8(1), 59-87.

Schore, A. (2009) Attachment trauma and the developing right brain: Origins of pathological dissociation. In P. F. Dell & J. A. O'Neil (Eds.), Dissociation and the dissociative disorders: DSM-V and beyond (p. 107-141). Routledge/Taylor & Francis Group.

Schore, A.（2019a）Right Brain Psychotherapy. Norton Professional Books. 小林隆児訳（2022）右脳精神療法. 岩崎学術出版社.

Schore, A.（2019b）The Development of the Unconscious Mind. Norton Professional Books. 筒井亮太，細澤仁訳（2023）無意識の発達. 日本評論社.

Schumann, C.M., Barnes, C.C., Lord, C., Courchesne, E.（2009）Amygdala Enlargement in Toddlers with Autism Related to Severity of Social and Communication Impairments. Biological Psychiatry, 66: 942-949.

Shamay-Tsoory, S.G., Tomer, R., & Aharon-Peretz, J.（2005）The neuroanatomical basis of understanding sarcasm and its relationship to social cognition. Neuropsychology, 19（3）, 288-300.

Shaw, J.（2016）The Memory Illusion: Remembering, Forgetting, and the Science of False Memory. Cornerstone Digital. 服部由美訳（2016）脳はなぜ都合よく記憶するのか――記憶科学が教える脳と人間の不思議. 講談社.

Shephard, B.（2000）A War of Nerves: Soldiers and Psychiatrists, 1914-1994. London: Jonathan Cape.

下畑享良（2024）日本神経学会の機能性神経障害への新たな取り組み. 脊椎脊髄ジャーナル, 37（2）特集 機能性神経障害（FND：ヒステリー）診断の革命.

Spanos, N.P.（1994）Multiple identity enactments and multiple personality disorder: a sociocognitive perspective. Psychol. Bull. 116, 143-165.

Spiegel, D.（2006）Editorial. Am J Psychiatry, 163: 566-568, p.567.

Spitz, R.A.（1949）The Role of Ecological Factors in Emotional Development in Infancy. Child Development, 20: 145-155.

Spock, B.（1992）Dr.Spock's baby and child care, 6 edition. 暮らしの手帳翻訳グループ訳（1997）スポック博士の育児書. 暮しの手帖社.

Stanfield, A.C., Philip, R.C.M., Whalley, H., Romaniuk, L., Hall, J., Johnstone, E.C., Lawrie, S.M.（2017）Dissociation of Brain Activation in Autism and Schizotypal Personality Disorder During Social Judgments. Schizophr Bull. 43（6）: 1220-1228.

Stone, J.（2010）Issues for DSM-5: Conversion Disorder Am J Psychiatry, 167: 626-627.

Sublette, M.E., Galfalvy, H.C. et al.（2016）Relationship of recent stress to amygdala volume in depressed and healthy adults. J Affect Disord. 203: 136-142.

杉山登志郎（2020）発達性トラウマ性障害と複雑性 PTSD の治療. 誠信書房.

髙橋哲郎（2017）精神分析的精神療法の意義と私. 北山修，高野晶編（2017）週一回サイコセラピー序説――精神分析からの贈り物. 創元社, pp.157-170.

高野晶（2017）週一回精神分析的精神療法の歴史――体験と展望. 北山修，高野晶編（2017）週一回サイコセラピー序説――精神分析からの贈り物. 創元社, pp.1-20.

Taylor, J.B.（2009）My Stroke of Insight: A Brain Scientist's Personal Journey. Yellow Kite. 竹内薫訳（2012）奇跡の脳. 新潮文庫.

Taylor, J.B.（2021）Whole Brain Living: The Anatomy of Choice and the Four

Characters That Drive Our Life. 竹内薫訳（2022）The Whole Brain 心が軽くなる「脳」の動かし方. NHK 出版.

Tomoda, A., Navalta, C.P. et al.（2009）Childhood sexual abuse is associated with reduced gray matter volume in visual cortex of young women. Biol Psychiatry, 66: 642-648.

津田真人（2019）ポリヴェーガル理論を読む――からだ・こころ・社会. 星和書店.

内沼幸雄（1977）対人恐怖の人間学. 弘文堂.

梅田聡（2016）情動を生みだす「脳・心・身体」のダイナミクス――脳画像研究と神経心理学研究からの統合的理解. 高次脳機能研究, 36: 265-270.

van der Kolk, B.（2005）Disorders of extreme stress: The empirical foundation of a complex adaptation to trauma. Journal of Traumatic Stress, 18: 389-399.

van der Kolk, B.（2001）Complex Trauma and Disorders of Extreme Stress（DESNOS）Diagnosis, Part One, Part Two. Direction in Psychiatry, Vol.21, Lesson 25, 26（pp.373-395）

van der Kolk, B.（2015）The Body Keeps the Score: Brain, Mind, and Body in the Healing of Trauma. Penguin Books. 柴田裕之訳（2016）身体はトラウマを記録する――脳・心・体のつながりと回復のための手法. 紀伊国屋書店.

van der Kolk, B. A., & Fisler, R.（1995）Dissociation and the fragmentary nature of traumatic memories: Review and experimental confirmation. Journal of Traumatic Strass, 8(4), 505-525.

van der Kolk, B.A（1996）Chapter 12 trauma and Memory（in）Traumatic Stress. edited by van der Kolk, B.A., McFarlane, A.C., Weisaeth, L. the Guilford Press, New York, London.

Wallerstein, R.S.（1989）Psychoanalysis and Psychotherapy. A historical Perspective. Int. J. sychoanal. 70: 563-591.

Wallerstein, R. S.（1986）Forty-two Lives in Treatment: A Study of Psychoanalysis and Psychotherapy. New York: The Guilford Press.

Webster, D.C., & Dunn, E.C.（2005）Feminist Perspectives on Trauma. in Women & Therapy. The Haworth Press, Inc. pp.111-142.

Winnicott, D.W.（1949）Hate in the Countertransference. International Journal of Psycho-Analysis, 30: 69-74.

Winnicott, D.W.（1971a）Mirror-role of Mother and Family in Child Development.（In）Playing and Reality. Basic Books.

Winnicott, D.W.（1971b）Le corps et le self, V.N.Smirnoff trans. [Body and self] Nouv Rev Psychanal 3: 15-51.

Winnicott, D.W.（1974）Fear of Breakdown. Int Rev Psycho-Anal, 1: 103-107.

World Health Organisation. ICD-11 Reference Guide. https://icdcdn.who.int/icd11referenceguide/en/html/index.html

World Health Organization（2018）ICD-11 for Mortality and Morbidity Statistics.

Yehuda, R.（1997）Sensitization of the hypothalamic-pituitary-adrenal axis in posttraumatic stress disorder. In R. Yehuda & A. C. McFarlane（Eds.）, Psychobiology of posttraumatic stress disorder（pp. 57-75）. New York Academy of Sciences.

Zanarini, M.C., Frankenburg, F.R.（2007）The essential nature of borderline psychopathology. Journal of Personality Disorders, 21: 518-535.

Zhao, S.（2003）Toward a Taxonomy of Copresence. Presence: Teleoperators and Virtual Environments, 12（5）: 445-455.

人名索引

Alexander, F.　63~65
Ariely, D.　44, 45

Balint, M.　63, 64
Barber, T.　41, 48
Baron-Cohen, S.　98, 99, 102
Bass, E.　33
Bloom, P.　105, 108
Bowlby, J.　12, 14
Breuer, J.　59

Canon, W.　145
Charcot, J.-M.　118, 122
Cloitre, M.　95

Damasio, A.　145, 146, 147
Darwin, C.　75
Davies, L.　33

Ferenczi, S.　26, 58, 63, 64, 65, 177
Fliess, W.　58, 177
Fonagy, P.　17, 98
Freud, S.　viii, 15, 26, 29, 30, 32, 43, 44,
　48, 58~66, 97, 119, 122, 154, 171, 174,
　175, 177, 180

Gabbard, G.　176
Griesinger, W.　3

Herman, J.　viii, 7, 33, 34, 35, 91~94, 96

Janet, P.　118, 119, 132

Kahneman, D.　125, 126
Ketcham, K.　34
Khan, M.　16

喜田聡　38

Lacan, J.　16
Leisman, G.　22
Lilienfeld, S.　124
Loftus, E.　34, 35, 37

Melillo, R.　22
森岡正博　115, 116
Myers, C.S.　2, 3, 5

O'Neil, J.　132

Porges, S.　21, 141~145, 147

Sachs, H.　63
Sartre, J.-P.　79, 80
Schore, A.　viii, 11, 12, 14, 17, 19, 21, 23,
　30, 64, 103, 104, 109
Spanos, N.P.　124
Spiegel, D.　133
Spitz, R.　12, 14, 18
杉山登志郎　22, 126

Taus, N.　35

内沼幸雄　78, 79, 82, 84

van der Kolk, B.　viii, 7, 93, 94, 136, 137,
　144
Vicary, J.M.　42, 43

Winnicott, D.W.　viii, 13~17, 23, 26~
　30, 65, 81

Zanarini, M.C.　95, 96

事項索引

あ行

アイオワ・ギャンブリング課題　147
愛着　10〜15, 18〜21, 23, 26, 30, 64, 65,
　81, 82, 90, 103, 104, 141
　——理論　12, 14, 15, 17, 19
愛着障害　11, 13, 14, 23, 90, 123
愛着トラウマ　11, 12, 14, 15, 19, 21, 23,
　26, 30, 64, 65
アイデンティティ　52, 94, 124, 128
アセチルコリン　69
熱い認知　98
圧縮　43
アニソマイシン　37
アピール　119, 128
アルコール中毒　8
アンフェタミン　67
医学　3, 4, 22, 137, 142, 143, 146, 148〜
　151, 155, 156, 161〜165
医学的に説明できない症状　146, 148
医原性　123, 125, 128, 131
萎縮　4, 9, 106
異性装症　113
偉大な思いやり　105
一次過程　43, 44
一次視覚野　9
イップス　152, 161〜163
偽りの記憶　32, 33
　——症候群　34
偽りの自己　17
いま, ここ　106
陰性情動　17
インターネット　172
インセンティブ感作モデル　116
美しい無関心　156
うつ症状　5, 54, 122, 158, 159
うつ病　5, 6, 8, 13, 106, 146, 158
右脳　12〜14, 19〜23, 103
右脳対右脳同期伝達モデル　104
エディプス期　15

エネルギー代謝系　159
エピソード記憶　51, 55, 73, 74
エビングハウスの忘却曲線　73
エプスタイン・バーウイルス　159
炎症　4〜6
　——モデル　5
炎症性サイトカイン　6
延髄　144
オーガスム　115
置き換え　43, 99
音楽イップス　161
オンライン　169〜172, 174, 176, 177,
　180

か行

快感中枢　67
快原則　66, 67
海馬　7〜9, 11, 13, 37, 72〜76, 138
回避行動　76
回避性パーソナリティ障害　84, 91
快楽　66, 67, 70, 76, 116
解離　9〜11, 21, 23, 26, 27, 29, 30, 46〜
　56, 90〜92, 94, 118〜120, 122, 123, 125
　〜129, 131〜133, 136, 139, 153, 156,
　157, 160, 176
解離性健忘　50〜53, 55, 56
解離性障害　11, 33, 41, 46, 93, 118〜126,
　128, 129, 133, 141, 149, 160, 161
解離性神経症状症　139
解離性同一性障害　51, 92, 93, 119, 120
解離反応　11, 118
解離否認症候群　127, 128
解離理論　19
加害性　86, 111, 112, 114, 115
抱える環境　65
鏡の役割　16, 17, 27
過誤記憶　33〜36, 39, 40, 41, 46, 48〜50
過剰刺激　85
下垂体　6, 13

下前頭回　　101, 103
画像技術　　100
課題遂行ネットワーク　　100, 106
固まり反応　　21
カタルシス効果　　59
活性化拡散モデル　　37
活断層　　143
カテゴリカルモデル　　88, 89
過敏さ　　85
過敏性腸症候群　　159
カメラ・オフ　　173, 174
カメラ・オン　　173, 174
感化　　41, 42, 48
感覚器　　139, 140, 142
感覚処理障害　　85
眼窩前頭皮質　　20, 101, 102
関係精神分析　　23
間主観性　　19
感情制御　　90
記憶　　2, 7〜12, 14, 17, 18, 31〜41, 44, 46
　　〜51, 53〜56, 73〜76, 101, 126, 130,
　　137, 138, 152, 164
　　――の再構成的モデル　　34
飢餓感　　116
擬死　　21
器質因　　51
疑似統合　　131
帰宅問題　　176
機能性神経症症状　　139, 152, 160
基本人格　　130
虐待　　9, 32, 35, 36, 40, 53, 90, 92, 93
ギャンブル　　67
凶悪犯罪者　　110
共感　　23, 85, 87, 97〜109, 115
鏡像段階　　16
共存　　85, 119, 129
強迫　　116, 153
恐怖記憶　　75, 76
虚偽性障害　　156
虚偽の申告　　45
局所性ジストニア　　152, 161, 162
巨視的　　5, 6, 8
去勢不安　　114
緊急事態宣言　　169
筋痛性脳脊髄炎　　151, 158
禁欲規則　　62

禁欲主義的　　65
苦痛　　11, 12, 59, 60, 66〜73, 75, 76, 78,
　　86, 94, 105, 106, 113, 116, 165, 179
グリア　　6
警戒モード　　80〜82
系統的健忘　　53, 54
ゲーム　　38, 67, 70
血圧　　21
気配　　179, 180
嫌悪刺激　　38, 76
限局性健忘　　53
顕在記憶　　73, 75
原初的な苦悩　　28
倦怠感　　70, 158
抗うつ剤　　5
硬化　　4, 162
交感神経　　12, 13, 21, 22, 138〜140, 142
　　〜145
　　――系の嵐　　12
攻撃性　　17, 63, 87, 93, 115
構成概念　　123
厚生労働省　　164
交代人格　　119〜121, 123〜132
交通事故　　4
誤解　　34, 95, 119〜123, 126, 127, 129,
　　131〜133, 155, 156, 162, 164, 165
コカイン　　67, 70〜72
五感　　136
呼吸器　　137
呼吸性不整脈　　144
刻印　　8, 11, 76, 136, 137, 141
国際トラウマ・解離学会　　11
国際トラウマティックストレス学会　　11
心地よく感じること　　116
心の理論　　44, 98, 99, 100, 108
個人内ToM　　101
古代エジプト時代　　148
コルチゾール　　8, 12, 13, 138
コロナ禍　　168〜171
コロンビア分析協会　　169

さ行

罪悪感　　91, 112
再外傷体験　　60, 110
鰓弓　　144
再固定化　　36, 38, 39

事項索引　*197*

サイコパス　102, 103, 110, 114
サイトカイン　141
裁判　34
催眠　41, 48, 59
左脳　12, 13, 19, 21, 23
詐病　93, 156, 158
サブリミナル効果　42〜44
差別　92, 93, 108, 112, 113, 149
サリーとアンの課題　98, 99
サリエント・ネットワーク　106
自意識過剰　83
シェルショック　2〜5, 137
自我機能　16, 28
子宮頸癌ワクチン　164
ジグソーパズル　38
自己　17, 20, 29, 30, 44, 45, 87, 89〜91,
　　95, 104, 108, 122, 128, 159, 173, 180
自己愛性パーソナリティ障害　88, 89
自己愛憤怒　86, 87
自己価値感　77
自己欺瞞　36, 44, 45
地獄　77, 79, 80, 84, 86
自己刺激　66
自己組織化の障害　90, 91, 95
自己メンタライジング　101
自作自演　148, 149, 155
思春期　64, 83, 89, 90
視床　7, 8, 22, 137, 138
視床下部　6, 13, 138
自傷行為　94, 95
視線　81〜85, 100, 115, 173, 174, 179,
　　180
視線恐怖　82, 84, 180
持続的暴露療法　39
実験心理学　48
疾病対策センター　158
疾病利得　119, 128, 148, 155, 156
自伝的な記憶　101
シナプス　5, 37, 72
自罰的　95
耳鼻咽喉科　157
自閉スペクトラム症　21, 22
嗜癖モデル　116, 117
シミュレーション説　101
ジメチルトリプタン　69
社会神経系　143

社会的制裁　112
社会的認知　101
社会認知モデル　123〜125, 131
社会脳エリア　103
社交辞令　45
社交不安障害　77, 81, 84
シャトルアナリシス　172
修正感情体験　63, 64
羞恥　58, 77〜79, 179
自由連想法　59
主人格　122, 130, 131, 133
主体　52, 53, 121
循環器　137
消去　38, 39, 73
衝撃波　3〜5
上側頭回　9
象徴化　43
情緒的な反応性　85
衝動性　94, 95
情動調律　17, 23
情動的共感　97, 98, 100〜102, 105, 106,
　　108
情動の不安定さ　94
小児性愛者　110
症例HM　74
除反応　59, 60, 65
処理の深さ　85
自律神経　13, 19, 23, 137, 139〜143, 145,
　　159
心因　119, 148, 154〜156, 158, 159, 161,
　　162, 165
心因性非てんかん性痙攣　152, 160
侵害　16, 61, 81, 133
新型コロナウイルス　159, 168, 169, 172
心気的　149, 150, 164
神経膠細胞　6
神経症　15, 118, 153, 157
神経線維　4, 5
神経伝達物質　5, 69
神経ネットワーク　10, 107
神経発達障害　23, 90
心身相関　139, 142, 146, 148, 164
身体化障害　92, 93, 149, 151
身体的虐待　123
身体表現性障害　146, 150, 151
シンプルな合理的犯罪モデル　44

親密感　90
心理的な要因　150, 151, 154 → 心因
心理面接　31, 172
心療内科　140, 166
心理療法　41, 104, 105, 124
心理療法家　104, 169
神話　34, 120
随意筋　139
スーパービジョン　172, 178
頭蓋神経　20, 142, 144
スキゾイドパーソナリティ障害　84
スキゾタイパルパーソナリティ障害　84
スキンシップ　18
ストレス　vii, 3, 6〜9, 12, 13, 21, 33, 47,
　　54〜57, 66, 81, 83, 90, 91, 105, 129, 137,
　　138, 140〜142, 146, 173
スポーツイップス　161
「スポック博士の育児書」　20
性愛性　58, 112〜117
整形外科　152, 157
脆弱さ　114
性衝動　111, 112, 114
精神医学　2, 4, 6, 11, 12, 19, 85, 92, 118,
　　121, 123, 128, 148, 152, 157, 160, 161,
　　169
「精神看護」　120
精神分析　vii, 6, 12, 15, 17, 19, 26, 29, 30,
　　32, 43, 44, 58〜66, 76, 97, 119, 169, 171,
　　172, 175
性的虐待　33, 35, 123
性的興奮　58, 61, 115
性的サディズム　113
性的マゾヒズム　113
生得的　109, 114
制縛　89
性被害　33, 60, 61, 92, 110, 111, 117
製薬会社　164, 165
世界保健機構　119
窃視症　112, 113
絶対的の依存　16
セロトニン　5
線維筋痛症　152, 159, 160
前エディプス期　15
潜在記憶　73〜75
戦争神経症　137
選択的健忘　53

センチメンタルな思いやり　105
前頭前野　7〜9, 101, 102, 106, 146
洗脳　41, 42
全般性健忘　53〜55
羨望　115, 116
臓器　137, 140〜142
想起不能状態　51
喪失　52, 54, 73, 75, 76, 93
ソーシャルディスタンシング　169
ソーシャルワーカー　33
側坐核　67, 68, 72
即席爆発装置　4
側頭葉　9, 73, 74, 102〜104
ソマティックマーカー仮説　145, 146
存在感　170, 177〜180

た行

退行催眠　41, 48
対人過敏性　83, 85, 86
対人関係上の不信感　94
対人恐怖　77, 78, 81, 82, 84, 86, 179, 180
　　――症　77, 81
代替モデル　84
第二のシステム　132
大脳辺縁系　11
タイプD　21
対物性愛　113
大麻　67
対面状況　78, 79, 82, 83, 86, 178, 179
対立　34, 35, 89, 119, 123, 125, 153, 164,
　　165
多軸診断　88
他者　13, 17, 39, 52, 77〜87, 90, 94〜98,
　　101, 102, 105, 107, 108, 110, 113, 115,
　　117, 124, 143, 150
多重人格　92, 124, 126, 127, 133
脱価値化　95
脱錯覚　81
脱抑制　12, 14, 89
　　――型対人交流障害　12, 14
他罰的　95
男性性　110, 117
知覚同一性　43
恥辱　77〜79, 87, 112
中隔野　68
中枢神経　3, 6, 82, 160

事項索引　199

中脳　67, 68
超記憶症候群　50
長期増強　72
長期抑圧　72
治療抵抗　119
陳述的な記憶　138
鎮痛剤　69
冷たい認知　98
ディメンショナルモデル　88, 89, 91
デフォルト・ネットワーク　106
テレプレゼンス　170, 176〜180
転移　15, 17, 30, 59, 61〜64, 178
てんかん重積発作　157, 160
転換性障害　139, 149〜157, 160, 161,
　　163
転換反応　118
電気ショック　38
伝染性単核球症　159
電話　40, 43, 169, 171, 172
統合　12, 19, 28, 129〜131, 152
統合失調症　8, 119, 125, 130
倒錯　112
闘争‐逃避反応　138, 143
道徳規範　45
島皮質　101, 105, 147
頭部外傷　51
東洋思想　106
ドーパミンニューロン　68, 71
とても敏感な人　85
トラウマ記憶　8〜11, 31, 35, 39, 46〜48,
　　55, 56, 73, 75, 76, 138
トラウマ後成長　171
トラウマモデル　123
トラウマ論者　26, 92
トランスベスティズム　113
トリガー　10, 48, 137, 145
トレーニングケース　175
鈍感さ　85, 86

な行

内因性オピオイド　69
内臓迷走神経　142
内側眼窩前頭皮質　105
内側前脳束　68
日本イップス協会　162
乳幼児精神医学　19

ニューラルネットワークモデル　36
ニューロセプション　144, 145
ニューロン　36, 37, 72
認知的共感　97〜102, 104, 108
寝椅子　171, 174, 180
ネット社会　19
脳科学　vii, 2〜6, 12〜15, 17, 19, 36, 66,
　　76, 97, 100, 102〜106, 108
脳神経外科　139
脳神経内科　139, 152, 153, 157, 160, 161
脳内麻薬物質　69
ノルアドレナリン　5

は行

パーソナリティ傾向　85, 89, 90, 95, 96
パーソナリティ障害　84, 88, 90, 93, 94
パーツ　132
排泄　18, 116, 142
背側線条体　72
背側迷走神経　21, 23, 143
背側迷走神経複合体　142
ハイブリッドモデル　88
背面椅子式自由連想法　172
暴露療法　39, 60
恥　58, 77〜79, 86, 87, 90, 112
パソコン　35, 55
爬虫類　144
バックマスキング　43
発達の離断症候群　103
パフォーマンスフォビア　114
パラノイア　83〜85
パラフィリア　112, 113
ハラワタ感覚　146
阪神淡路大震災　33
パンデミック　168, 170
反応性愛着障害　12, 14
ピーネス　160
被害念慮　83〜86
被害妄想　83〜85, 87
悲観的　95
悲劇性　114, 117
非現実感　51
微視的　5
ヒステリー　59〜61, 92, 93, 118, 119,
　　148〜152, 154〜156, 160, 165
　　──症状　59, 60

悲嘆反応　75
否定的感情　89, 91
否定的な自己概念　90
ヒトヘルペスウイルス6　159
否認　45, 53, 120, 122〜126, 128, 131
病気心配症　149
病的悲嘆　73, 75
疲労感　78, 158
『ファスト＆スロー』　125
ファンタジー　32, 43, 60, 86, 113, 114,
　　116
フェティシズム　112, 113
フェミニズム　92
不快原則　66, 67
不感症　115, 116
副交感神経　21, 139, 142
複雑性PTSD　64, 90 → CPTSD
副腎　6, 13
腹側線条体　105
腹側前頭前野　9
腹側被蓋野　67, 68
腹側迷走神経　21, 142〜144
腹内側前頭前野　101, 102, 146, 147
双子研究　8
仏僧　105
不貞　61
部分対象関係　117
プライバシー　177
ブラックアウト　52
フラッシュバック　7〜9, 11, 31, 60, 137,
　　139
ブレイクダウン　27, 28, 30
プレゼンス　170, 177〜180
米中精神分析同盟　169
ベトナム戦争　33
ヘロイン　67, 70, 71
変換症　152, 153, 160 → 転換性障害
偏見　93, 119, 132, 133, 149, 150, 155,
　　164
片頭痛　159
扁桃核　7〜9, 101〜103, 106, 137, 138,
　　146
防衛　16, 28, 29, 42, 119
防護障壁　16
報酬　44, 66〜71
　　──系　42, 66〜73, 76

砲弾　3, 5
ボーダーライン　15, 95, 96
ボーダーラインパーソナリティ障害　88
ほかに分類されない極度のストレス障害
　　93
母子分離　13
勃起不全　114
ポリヴェーガル理論　21, 141〜145, 147
ホルモン　12, 13, 138, 141

ま行

マインドフルネス　106, 107
　　──瞑想　106, 107
マスターベーション　61
間のわるさ　78
マルチモーダル　23
慢性疲労症候群　158, 159
右側頭頭頂接合部　104
ミクログリア　6
「未公開ノート」　27, 29
見捨てられまい　95
ミトコンドリア　159
脈拍　11, 21
ミュンヒハウゼン症候群　156
ミラーニューロン　109
ミラーリング　17
無意識　23, 26, 28, 29, 43, 44, 46, 73, 161,
　　162
無価値観　90
無関心　84, 108, 156
無限反射　82, 83
虫の知らせ　146
無髄神経系　142
無知による認知バイアス　125
瞑想状態　105
迷走神経背側運動核　144
迷走神経パラドックス　144
メニンガー・クリニック　7, 175
メモリー　35
免疫細胞　6
メンタライゼーション　17, 98
妄想様観念　91
朦朧状態　53
モノ扱いすること　117
モノアミン仮説　5

事項索引　*201*

や行

薬物依存　4, 71, 72
誘惑論　60
夢　31, 43, 47, 67
養育の欠如　13, 65
陽性感情　62, 64, 65, 90
陽性情動　17
陽性所見　155, 157
抑圧　26, 29, 30, 32〜35, 46〜49
抑制　8, 13, 47, 48, 72, 77, 91, 106, 116, 138, 139

ら・わ行

離隔　89, 91
離人感　51
理想化　95
リハビリテーション　55, 57
リューマチ・膠原病科　160
量的因子　59, 60, 62, 65
リラクセーション法　63
理論説　101
臨床的な現実　121, 122, 124, 131
累積外傷　16, 26
露出症　112, 113
ワーキングメモリー　9

アルファベット

body loop　146

CAPA　169, 170
CFS　151, 158〜161, 163
CIC　170
CPTSD　88, 90〜96, 119

DESNOS　93, 94
DMT　69
DNA鑑定　36
DSM-I　119

DSM-II　118
DSM-III　6, 84, 88, 118, 119, 123, 137, 149, 152, 154, 155
DSM-III-R　119
DSM-IV　52, 94, 119, 133, 146, 151, 155

FMS　34, 40
FND　151〜154, 157

GABA　69, 72
G共感　105, 107, 109

Hooverテスト　157
HPA　6, 13
hyperbolic temperament　95

ICD-10　52, 139, 146
ICDの分類　119
IED　4

liking　116

MRI　5, 8, 54, 100, 159

PNES　152, 160, 161, 163
PTG　171
PTSD　vii, 3, 4, 6〜11, 13, 14, 33, 46, 81, 90, 94, 95, 119, 137, 139
　　──の脳モデル　6, 8, 9, 137

S共感　105, 107, 109

teleanalysis　172
ToM　98〜105, 108

wanting　116
worried well　149
WYSIATI　125

ZOOM　170, 172, 173, 177, 178

著者略歴

岡野憲一郎（おかの　けんいちろう）

1982年　東京大学医学部卒業，医学博士

1982〜85年　東京大学精神科病棟および外来部門にて研修

1986年　パリ，ネッケル病院にフランス政府給費留学生として研修

1987年　渡米，1989〜93年　オクラホマ大学精神科レジデント，メニンガー・クリニック精神科レジデント

1994年　ショウニー郡精神衛生センター医長（トピーカ），カンザスシティー精神分析協会員

2004年　4月に帰国，国際医療福祉大学教授

2014年　京都大学教育学研究科臨床心理学実践講座教授

2022年　京都大学を退官，同大学名誉教授

現　職　本郷の森診療所所長

　　　　米国精神科専門認定医，国際精神分析協会，米国及び日本精神分析協会正会員，臨床心理士

著　書　恥と自己愛の精神分析，新しい精神分析理論，中立性と現実——新しい精神分析理論 2，解離性障害，脳科学と心の臨床，治療的柔構造，新・外傷性精神障害，続・解離性障害，脳から見える心，解離新時代，快の錬金術，精神分析新時代，揺らぎと心のデフォルトモード，解離障害と他者性（以上岩崎学術出版社），自然流精神療法のすすめ（星和書店），気弱な精神科医のアメリカ奮闘記（紀伊國屋書店），心理療法／カウンセリング 30 の心得（みすず書房）他

脳から見えるトラウマ
—記憶なき心の傷つき—
ISBN978-4-7533-1256-6

著　者
岡野 憲一郎

2025年 3 月31日　第 1 刷発行

印刷・製本　(株)太平印刷社

発行所　(株)岩崎学術出版社　〒101-0062 東京都千代田区神田駿河台 3-6-1
発行者　杉田 啓三
電話 03(5577)6817　FAX 03(5577)6837
©2025　岩崎学術出版社
乱丁・落丁本はおとりかえいたします　検印省略

解離性障害と他者性——別人格との出会いと対話
岡野憲一郎著
脳の中の複数の他者という臨床的現実に向き合う

揺らぎと心のデフォルトモード——臨界状況から生まれる創造性
岡野憲一郎著
「揺らぎ」をキー概念に臨床実践の根本を描き出す

精神分析新時代——トラウマ・解離・脳と「新無意識」から問い直す
岡野憲一郎著
神経科学等の最新知見から精神分析の前提に一石を投じる

快の錬金術——報酬系から見た心
岡野憲一郎著
脳と心のライブラリー

続 解離性障害——脳と身体からみたメカニズムと治療
岡野憲一郎著
治療者は解離にどう対応すべきか。待望の続編

解離新時代——脳科学, 愛着, 精神分析との融合
岡野憲一郎著
解離研究の最前線を俯瞰し臨床に生かす

恥と「自己愛トラウマ」——あいまいな加害者が生む病理
岡野憲一郎著
現代社会に様々な問題を引き起こす恥の威力

右脳精神療法——情動関係がもたらすアタッチメントの再確立
A・N・ショア著　小林隆児訳
神経精神分析という新たな流れを代表するショアの集大成

アラン・ショア入門——感情調整と右脳精神療法
小林隆児著
情動調律を基盤とした二者関係から治療関係を読み解くショアの入門書